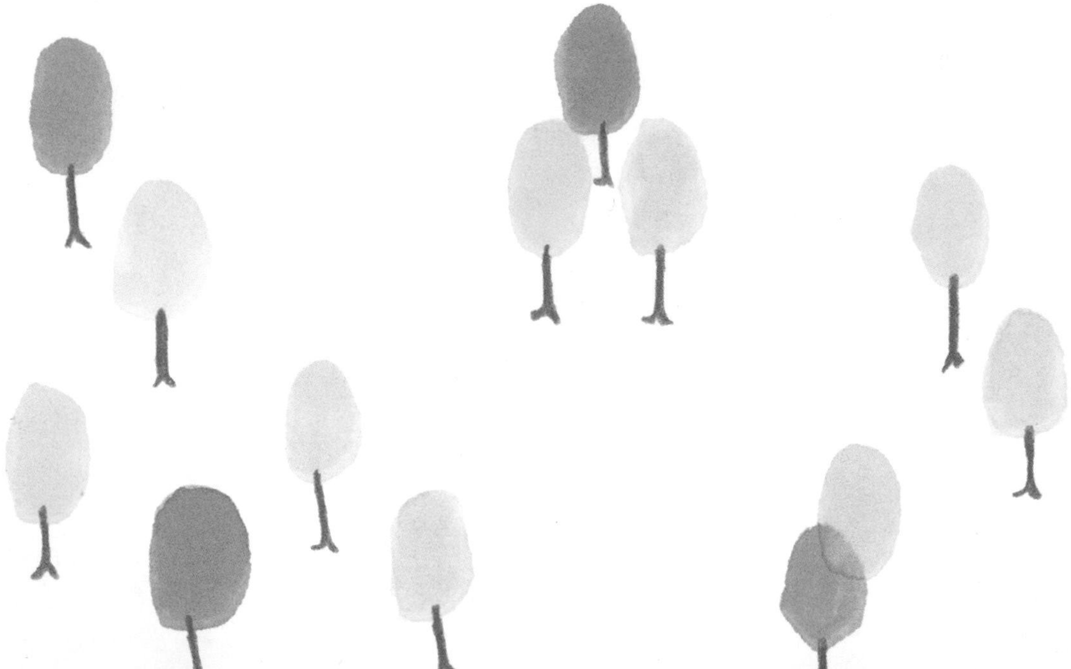

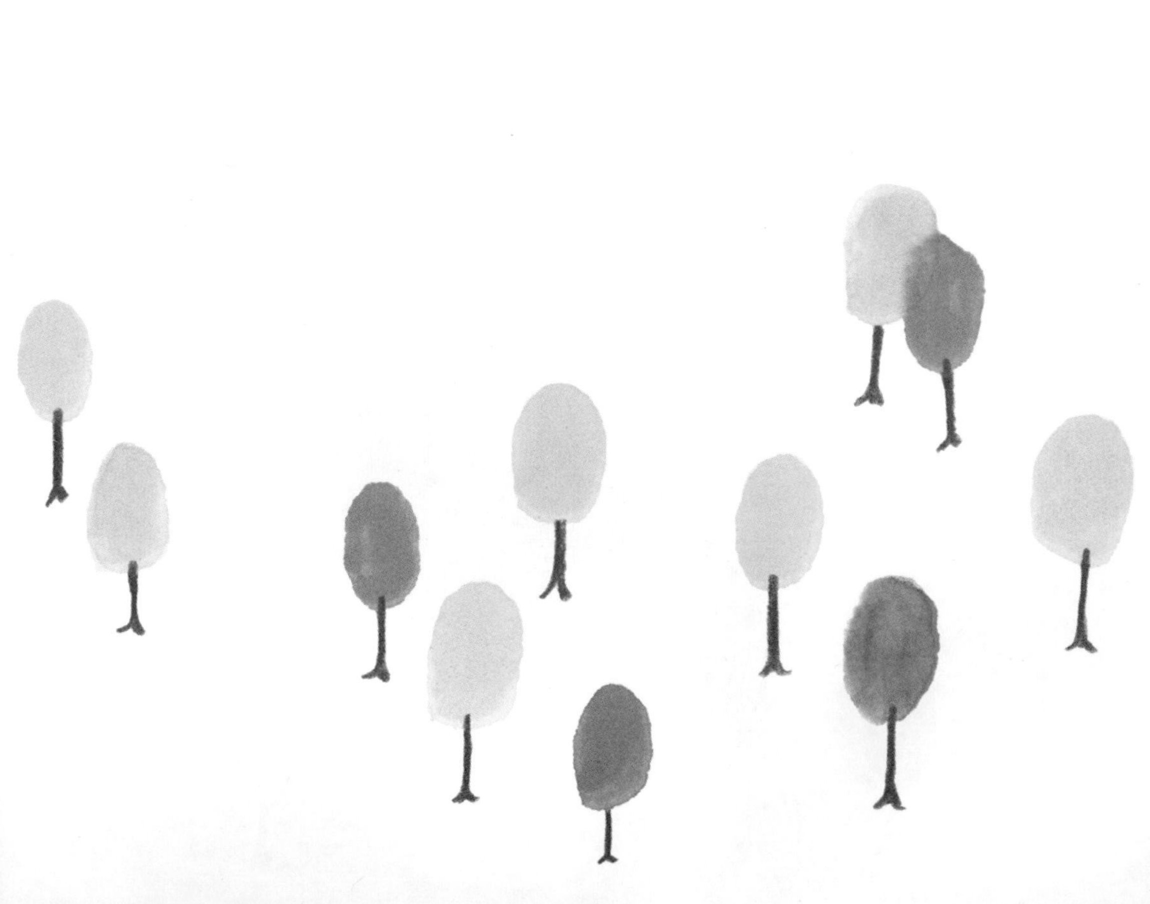

當亞斯人來到地球

與兒童、青少年、成人亞斯溝通的心理書

諮商心理師
林仁廷 著

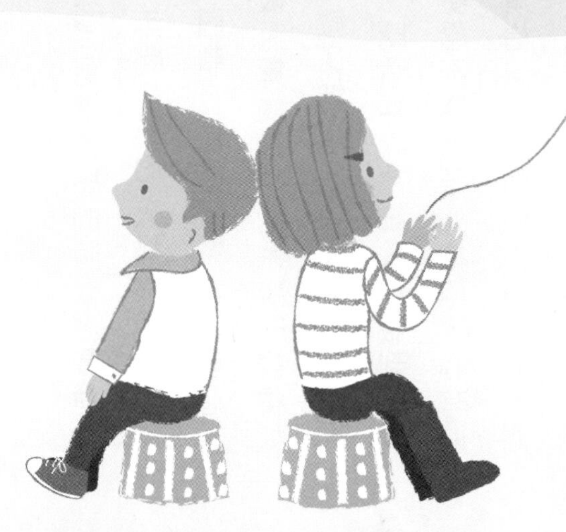

推薦序1

幫助更懂亞斯的一本好書

坦白說，當出版社說要我替《當亞斯人來到地球》寫推薦序的時候，我並沒有期待看到什麼曠世巨作。畢竟在過去十幾、二十年間，我個人都在理解亞斯思維，尋找應對社交溝通能力缺損，以及單一局限固執行為的答案。沒有想到這本書居然把我過去學到及看到的零碎思維，用石破天驚的「見理系統」說得如此清楚明白。感謝作者把我腦海中大量的零碎理解，徹底結構化了！

一開始當我讀到「社會化不是生活的唯一目標，既然神經系統難以做到社會化，就盡量把目標放在可以發揮的專長之上」時，便忍不住點頭如搗蒜，心有戚戚焉。因為當我對亞斯的了解愈多，愈發現有社交溝通缺損的他們，與其教他們社交，不如教他們如何適度溝通，讓別人明白他們的意思。

常有亞斯青年問我：「為什麼要我們社會化，難道不能自己一個人過日子嗎？」我的回答一貫都是：「人際互動不是絕對必須，這是亞斯的障礙，應對障礙不是克服，而是與之共處。」然後盡量把時間發揮在公民素養，比方做到不傷人、不傷己，並將優勢能力好好發揮。

再者，作者在書中寫到：「對於亞斯人來說，在生理上的感官訊息要轉成感受，必須一次一件刻意學習，若是大量且混雜的資訊通通湧進來，會讓亞斯人感到不適，甚至痛苦。比感官訊息更複雜的社會化、人際交流場域，則是多量訊息和多變情緒所共組的多重意義，對亞斯人來說根本眼花繚亂，難以區辨與處理。」這正是多年來我與亞斯人接觸的經驗，但我無法整理得如此有條理。

舉例來說，作者寫到一位小學高年級亞斯和家人溝通不良，在學校遇到一位對他表達關心的實習老師，某晚孩子與家人嚴重衝突，夜裡就偷偷搭車北上找老師尋求慰藉，類似事件也曾真實上演在我的生活中。

多年前有個二十來歲被診斷為亞斯的女孩，因為跟家長衝突，在沒有通知我的狀況下，偷偷從日本搭機來找花媽。她不知道我在板橋經營的租書店，已經停止營業，根本沒有找到我，失魂落魄被人送到警局。接下來的一次，是兩年前某位住在高雄的女孩，生活上遇到挫折，因為知道我經常在亞東醫院復健，執意要到醫院找花媽。雖然最後我沒有見到這兩位女孩，並在督導建議下，讓她們的家人及輔導諮商人員接手協助。當我捧讀這本書時，不禁想起過往經驗，原來女亞斯真的很容易不加思索就義無反顧去找她認為懂她的人。

從某個面向來看，亞斯偏執固著、沒有社會化知能、處在自我中……然後在一次又一次的失落裡，最後，他們不再尋求旁人幫忙，更強迫依靠自己。作者在這本書裡把亞斯男孩跟女孩分開書寫，有一定程度的重要性。這本書把男女亞斯的思維與導致的困難分列描述，是目前市面上少見的資料，非常值得想對亞斯有所了解的人們閱讀。花媽強力推薦喔！

——亞斯教母　花媽卓惠珠

幫助高功能自閉與亞斯伯格臉書及部落格版主

推薦序2

擴大亞斯邊界，協助亞斯青年人尋找人生定位

在寫完《我與世界格格不入：成人的亞斯覺醒》不久後，我買了《內向心理學》。然後我驚訝地發現，書裡提到內向者的特質與自我評估問卷，跟我寫在書裡的內容竟然那麼相似。我在沒有接觸過「內向學」的狀況下，發展出來的「成年亞斯人」論述，和這本二十五年前的經典之作，竟有許多重疊。

之後我找到一本國外論文，提到數十年前，也曾有人倡議在DSM診斷準則裡放進「內向人格疾患」。作者認為，自閉症、亞斯伯格症、內向性格，可以放在一個很大的光譜來看待。我們可以「銀河」取代「兩尖極端」的傳統光譜想像：經歷漫長的演化後，現代人類裡占盡優勢的「外向特質」是主流，是銀河的主體；銀河的外圍，是「典型人」之外的各種大腦特質。

有些人會糾結在誰誰是否符合亞斯伯格症的診斷，不過「診斷」其實是一種公權力的介入，是為了教育、醫療與社福資源的分配。歐美國家「自閉症光譜

疾患」的診斷愈來愈寬鬆，這是政府、醫療、服務使用者社群的各種政治力運作的結果。在嚴格的診斷標準之外，還是有許多需要協助的人。

在這本書裡，作者告訴我們，亞斯人成年後，有許多會漸漸社會化，模仿、學習同儕的應對進退，適時地照劇本演出或不要多言，外人很難區分誰是亞斯人。有良好社會立足點的亞斯人，可以在工作、感情、朋友圈都過著精彩生活。

關鍵在於青少年階段。

我在門診看到因為內向或亞斯特質，後來衍生長期憂鬱、焦慮疾患的病人，都是在國中、高中階段並沒有做好準備，在班上成為邊緣人是常有的事，多數缺乏感情經驗，找不到足以定位人生的興趣。如果大學時沒有培訓專業技能，出社會後，遇到無法應付的職場霸凌、衝突，在不斷換工作中，人生路就會愈來愈狹隘。

《當亞斯人來到地球》對青春期亞斯的心思與遇到的困境，有相當細膩的描寫。父母或主要照顧者，如果懷疑家中小孩有亞斯特質，可以把書中內容反覆數次仔細看過。常有亞斯青少年的父母看完書循線來我門診，我能給的意見通常就是：先把這些能找到的書都買來吧！林仁廷的書、王意中的書，這些心理師都有豐富的實戰經驗，要不然看完書，也可以到他們執業的地方付費諮詢。

青少年期的處遇相當關鍵，值得父母投入時間與資源。也期待有更多熟悉青少年與成人亞斯課題的心理師發聲寫書、寫部落格，讓亞斯人與他們的親友，在渾沌不安時，有個傾訴與求助的明燈。

——陳豐偉

精神科醫師、作家

推薦序3

正向看待與正確理解亞斯伯格

「亞斯伯格症」在「自閉症」譜系中是指沒有智能障礙、沒有語言障礙的族群，因為講話方式正常，思緒與反應沒有出現特別笨、特別慢的問題，人們無法從外表來判斷，不會與「身心障礙」產生任何連結，所以在大家看起來都一樣的情況下，不需要特別的幫助，自然不會給予適度的包容與理解。

唯有生了一個自閉症孩子的家庭，才會理解這是一種什麼樣的痛？由於解讀不到他人情緒，常錯誤判斷字面意思，有話直說、不懂掩飾的個性，很容易被他人誤解，常被冠上白目、不懂人情世故、自私自利，在團體的人際互動，不管怎麼做都只會弄巧成拙，永遠也得不到好人緣。

我的孩子從三歲確診自閉症，為了孩子我專心研究自閉症，隨著孩子一路成長與學習，以過來人的親身經歷，到全省校園演講宣導，十幾年下來，我觀察到老師們最怕碰上的學生是——情緒化、攻擊性、衝突不斷，一舉一動都會搗亂班級秩序的人，這些不符合社會期待又顧人怨的行為，剛好都會出現在亞斯人身上。

人，都是一體多面的，不會有絕對的好，也不會有絕對的壞。如果我們願意去理解，會發現亞斯人常常不是故意的，而是連他自己都無法控制。若我們還有更多心思去挖掘，也會發現亞斯人都擁有異於常人的專注力，有著堅持到底的優勢能力，這些好的人格特質，如果放在對的地方，是一顆閃閃發光的鑽石；但放錯了地方，只能成為一顆黯淡無光的石頭。

本書從亞斯人的心理世界開始分析，從不同的階段——學齡前、國小、國中、高中，一路介紹到大學、出社會及就業，每個階段都會有不同的問題。作者透過志明與春嬌的故事來介紹，顯現出男女性別的差異，也需要不同的對待方式。

拜讀完，看到裡面很多教學方式，例如亞斯人的情緒系統發展與接收方式跟一般人不太一樣，只能用認知系統迂迴輔助，那種感覺就好像我們要教導先天視障者來看顏色，「紅色是什麼」你要怎麼教？這需要一些想像力才行，如果你不知道怎麼教，沒關係，書中有詳細的介紹。

還有亞斯人講話很直白，常得罪人而不自知，有人問：「我煮的菜好不好吃？」亞斯人直接說：「不好吃。」而社會人會說：「你一定花很多時間喔，如果不要那麼鹹，其實味道就很接近了……」喔，原來我們教導亞斯人可以使用「三明治說話法」，好——壞——好，真實意見在中段，前後由兩段好話包夾，這也是書中介紹不錯的教學方式。

多數與我一樣關心「亞斯伯格症」的人，會覺得這是一種認知差異，而非「病名」，也不是一種極需要治療的缺陷或障礙，我們需要做的是認同他、肯定他、正向看待與理解，建立友善的環境，讓亞斯人得以發揮優勢能力與專長，我們的社會也將更美好。

——蔡傑爸

作家、親職講座及特教研習講師

推薦序4

接納差異、擁抱模糊，營造與自閉症者共存的社會

一個六年級的亞斯孩子看見流浪貓在校園裡，他想要靠近，貓卻迅速跑掉，這個孩子竟嚎啕大哭說：「為什麼連貓都不愛我？」

原來是他看見老師都可以拿著貓飼料餵食這隻流浪貓，但他一靠近貓卻跑走了。他不知道的是，這位老師已經與貓培養了半年以上的關係，貓才能輕易被老師接近餵食。這就是亞斯人的辛苦，他很難理解行為背後的「關係連結」；而我憂心的是，這樣的孩子要如何適應這個複雜的人際關係社會？

本書裡提到發展性障礙又稱「隱形障礙」，包括智力障礙、泛自閉族群、注意力不足／過動症、特定學習障礙（如閱讀障礙）及動作發展障礙，都是神經系統受限，導致學習工具受阻，卻因為外表看不出來，而被人誤解為「是他故意的」。

這些隱性障礙者經常被誤解為不認真、不努力，甚至被冠上「白目」、「假鬼假怪」這些名號。

他們遇到的挑戰不僅在同儕的人際關係上，還經常是與老師相處時，難以被理解的壓力。如果在學校裡有多些師長、同學，能夠理解隱性障礙者的特質，了解到他們的行為背後都是有原因的，輔導他們時，需要更了解行為發生的前因以及後果。尤其自閉症者，他們的訊息接收、生理和心理特質，與一般人在某方面是迥然殊異的，他們的適應狀況一定會大幅提升。

這是一本介紹亞斯的科普書籍，作者本身是心理諮商師，用其專業將亞斯的行為特質、感官訊息接收和大腦神經運作的連結，用很淺顯易懂的文字讓讀者明白，並將亞斯從小學階段到成人的各種適應情形，以及產生困難的原因描寫得深入貼切。

難得的是，作者用「志明」和「春嬌」來描述男性和女性自閉症者在適應上的差異現象。女性自閉症者受到的關注極少，主要是因為女性出現自閉症的比率較低，但是近年來研究上不斷在檢討省思，女性自閉症者出現得較少，是否與社會文化的期待和自閉症定義有相關？另外，本書用生命歷程的視角描述了自閉症者的成長歷程，而在成人階段他們會遇到愛情、婚姻、職業等議題，這些都是目前台灣還十分欠缺關注的議題，作者提供很多專業建議，讓家長、實務工作者有參考的依據。

本書的出版，有機會讓社會上的人，更深一層理解自閉症者的行為歷程和適應處境。我衷心期待我們的學校、社會，能給這些隱性障礙者和他們所生長的家庭更多的理解與關心。他們是一群挑戰荊棘人生道路者，每一天他們都在與自己的生活情境奮鬥，就像書中提到的「不要讓亞斯人獨自面對適應社會的議題」，讓我們以「接納差異、擁抱模糊」來營造我們與自閉症者共存的社會。

——顏瑞隆

臺北市西區特殊教育資源中心主任

（推薦序以姓氏筆劃排序）

目錄

目錄

作者序

不懂社交共識的亞斯人

笑話A：

1.年輕夫妻在LINE的對話上。

先生：「老婆，妳生日想要什麼禮物啊？」

妻子：「不用啊，你愛我就好了啦！」

先生：「好的。」

妻子：「……」

2.春嬌和志明是男女朋友，他們約會到晚間十一點，志明送春嬌回住處。

春嬌說：「要不要上來喝杯熱咖啡再走？」

「咦？好。」志明受寵若驚。

志明第一次到春嬌房間，住處沒有其他人，他們在床上喝咖啡，靠得很近。

志明情不自禁吻了春嬌，然後抱住她往床上躺。

「啪！」春嬌打了志明一巴掌，「你想幹什麼？」

志明很快起身，疑惑地說：「我以為妳……」

「你什麼你……喝咖啡而已，你騎機車很辛苦，冬夜又冷，喝完趕快回家啦！」春嬌沒好氣地說。

笑話B：

甲：「她躺在那裡，你為什麼要親她？」

乙：「沒辦法，誰叫她全裸躺在那，你叫我該怎麼辦？」

甲：「怎麼辦？你應該要做的是『屍檢』啊——屍、體、檢、查！聽到沒？」

乙：「吵死了，不用你來教我怎麼做！」（甩門而出）

甲（在身後大吼）：「你真是我看過最爛的獸醫！」

這三則笑話是否博君一笑？讀者能比較出笑話A組與B組的笑點設計在哪裡嗎？笑話A組的1，只有三句對話，它的笑點在妻子說的那句話，並不僅是字面意義而已，原本期待的正確回應是：

妻子：「不用啊，你愛我就好了啦！」

先生：「不行，愛妳歸愛妳，該表示的心意還是要有，不然我就自己決定買個什麼給妳好了。」

結果先生讀不出言外之意，直接「好的」就打上句點了，讓妻子錯愕。為什麼正確範例該這樣回答呢？其中隱藏著兩個前提：(1)她不能直接討禮物，會被認為貪心貪財；(2)女孩子通常被認為要有所矜持，宜先婉拒，以符合角色形象。這兩個前提不論你認同與否，但至少知道此預設存在，才能對這笑話會心一笑。

笑點在哪裡？約定俗成的社交共識

笑話A組2也是同樣道理，引笑的前提與「身分、情境」相關，在那樣的深夜，主動邀約情人到房間休息的舉動，「暗示」了絕非單純喝咖啡而已。配合情境所產生的暗示有千萬種（如果是辦公室同事邀約在茶水間喝咖啡，就沒有類似的暗示之意），這些預設大家心知肚明，講的那件事底下，還意指著別件事，笑點在於志明知道，而春嬌不知道，結果鬧出笑話。

A組笑話裡所隱藏的「前提」，不在笑話的文字裡呈現，而是潛藏在每個人心裡的資料庫而產生「預設」，這是什麼?這就是「社交共識」，俗稱「通常」。

社交共識是多數人在同樣文化下，所共同產生的前提和預設，多數人都知曉代表什麼意思，並據此產生行為。如過去對「紳士」的角色認定，帶有幫女士開門、拉開椅子、女士優先等行為。

社交共識是一種約定俗成，不一定有邏輯道理，不會特別開班授課，不會明講。那大家怎麼知道呢？人們會由認知與情緒系統共組的直覺學習，觀察反應，探討看不見的地方到底發生什麼事，理解約定俗成的可能原因，模仿、應用、驗證。直覺學習是全自動的，在互動與成長中，自然就知道這些事，也學習到位，就像我們到別的國家入境隨俗一樣。口述笑話類型多屬於這一類，表面上對話無誤，誘使隱形的社交共識啟動，卻在後面大逆轉，引發笑點。

笑話B組呢？仔細對照，B組的資訊全都在文字上，此時此刻全可見，像是偵探片一樣，純認知的軌跡，隨著句子推進而真相大白，笑點是後段句子推翻前段的設定，不引用任何隱藏的預設。

笑話B組是單用「認知面」可以理解的事，笑話A組就需要「情緒與認知」共用，並自動補進社交共識的預設在對話裡，才會產生笑點。另一種「冷笑話」類型，是把B組當A組用，例如，問：「七月鬼門關的時候，哪位古人會來迎接這群鬼？」答案是：「吳鳳。」因為「無縫接軌（吳鳳接鬼）」，是不是很無厘頭？

亞斯關鍵字「情盲」

缺乏社交共識的人只理解字面意義，在社會情境上一定吃虧。

媽媽：「請妳幫哥哥拿洗澡毛巾。」

小一女兒正在弄書包遲遲未去，媽媽則再三催促。

「吼，妳有手有腳不會自己去嗎？」女兒有點不悅回。

女兒竟然說出如此大逆不道的話，媽媽當場發飆大怒：「說！妳這句話到底跟誰學的？」

「怎麼了嗎？是表哥（小五）說過的。」女兒不懂有什麼好氣的，她正在忙，心想「媽媽有手有腳，為什麼不自己去，一定要叫我去呢？這樣說又有什麼不對嗎？」

亞斯人與非亞斯人差異的關鍵點就在這裡，亞斯人是認知系統獨立運作，只針對看得見的事物、字面意義、單一邏輯判斷；非亞斯人則是認知系統和情緒系統共組運作，那些看不見的社交共識、情緒訊息、關係界線，才是真正判斷的依據，是多元且複雜的，可見的線索反倒只是表象而已。你知道上述社會情境裡，媽媽為什麼發飆大怒嗎？也許你知道，但也說不出邏輯因果，因為女兒的話，依字面上描述並沒有錯啊！

在亞斯系統中，與情緒相關的神經系統（心理工具）受到阻礙，無法辨識、理解與運用，讓他無法掌握內在、內發的感受，也影響理解社交世界的觀點，我稱為「情盲假說」，就像先天性盲人處在明眼人的世界裡，雖有光感，但無法明確描述顏色概念，最後對色彩產生與明眼人不同的解釋。亞斯人對情緒的感覺正是這樣：有感受，但情緒概念很不同。亞斯人會說：「我有朋友，也和人有連結啊！」但相信我，詞彙相同，內涵卻差異很大，才會對社交與人際關係，出現不同理解和運作方式。

與「情」有關的愛、友誼、恩怨及人情世故，都是飽含情感的抽象概念，既不具體，也不可見。我們每天都在經驗、感受與運用，雖說不清，卻了然於胸。

家人間的關係就是一例，平時沒什麼互動，但遇到緊急狀況，血濃於水的感情就被激起，團結一心，表現出愛的連結。曾有亞斯大學生告訴我，他十分訝異媽媽竟然這麼無私，居然先照顧他，再照顧自己，讓他覺得又驚訝又感動……這些我們習以為常的「情」，亞斯人卻必須從外部、認知性的觀察拆解和吸收，並沒有什麼是先天理所當然的。

亞斯人適應世界的方式，是「系統化」世界的各種訊息，以及「規則化」生活行為，進而找到安心穩定的固著。這套依據與「社會事、做人道理」不同，導致亞斯人在溝通上常誤解，也被誤解，而多說多錯，格格不入彷彿來自不同星球。基於少說少錯、不說不錯，乾脆自己一個人玩，外人看起來他像是「喜歡自閉」，其實這是被迫的，如果仔細觀察，會發現他們仍想與人親近，但卻難以主動表達，只敢在外圍偷偷窺看（結果又被說很奇怪）。

在本書中，我稱亞斯人使用的是「見理系統」，非亞斯人則統稱為「社會人」，使用的是「社交系統」，各有所長，推動社會向前發展。社會尚無法清楚分辨兩套系統的共存，而過簡地認定亞斯人是性格迥異、故意衝突、自絕於社會，是個人問題。當所有指責箭頭都朝向亞斯人的「壞」與「懶」，他們自己卻說不清楚，被情緒所擾，找不到容身之處時，試問誰不會逃之夭夭、自我封閉、憤怒反擊呢？

有正確了解，溝通才不容易卡關

本書是一個社會人心理師，以實務經驗、敏銳觀察與系統整理，來書寫亞斯人的心理世界與心理歷程，也同時呈現兩套不同系統的運作，讓讀者對照心理運作過程的差異。「社會化」是一種生存選擇，但不應理所當然，因為很多社會人也不一定合模，總是擔心被排斥，而不敢做自己。

本書是寫給社會人如何與亞斯人相處的指南，意在提醒社會上確實存在不同的兩套系統，一如光與影，也如左撇子生活在右撇子世界那樣隱形與不被注意，大眾必須知道對亞斯人而言，檯面下和看不見的資訊都不在他的意識上，也就是根本沒有這個選項，是「沒得選」，而不是「願不願意」和「努力」的議題。這本書並非要大眾徹底了解另外一個系統，而是至少要知道社會上有不同系統的存在，彼此差異的心理歷程是什麼？相處上遇到卡關時有方向可循，溝通不良時，不妨稍等一會再反應，思考一下對方為何會這樣表現？

本書也是寫給亞斯人的，對他們而言，明明那麼努力了，卻還是被嫌，為何親生父母總是誤解而嚴厲責罰……這些不解的困惑、挫折如滾雪球，很容易讓他放棄人生。亞斯人非常需要知道社會既存兩套不同系統，並找到自己的定位，連結其他亞斯族群，明白自己並不孤單。當對此了解愈多，愈認識自己與系統差異，自我就會產生「主動性」，積極面對生活，尋找關係輔助策略。

兩個系統的語彙意義不盡然相同，儘管下筆前一再斟酌，但很難兩全其美，因此文中所使用的語言與比喻，多數仍以社會人習慣的定義為主。

每個人都有權利選擇和哪個系統的人深交，或僅是點頭之交，然而若他是你的家人和伴侶呢？我希望不同系統間也仍有選擇，正確的認識能夠幫助我們彼此尊重、互相合作、適切表達關心，讓「我想要的，你能給；你想要的，我也能給」。人生路上不該孤單，不管你使用哪一種系統，關係經營都是一輩子要學的功課。

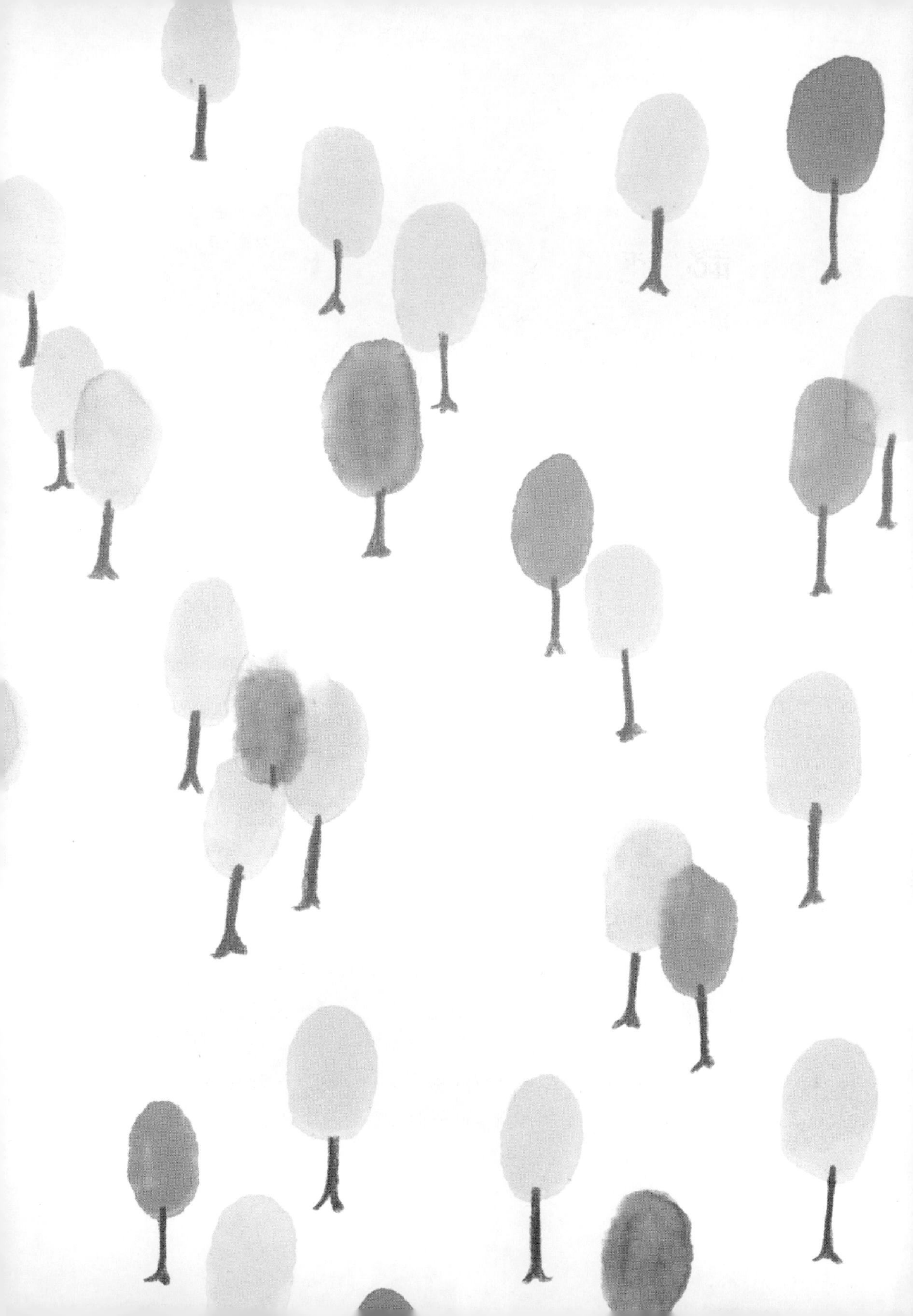

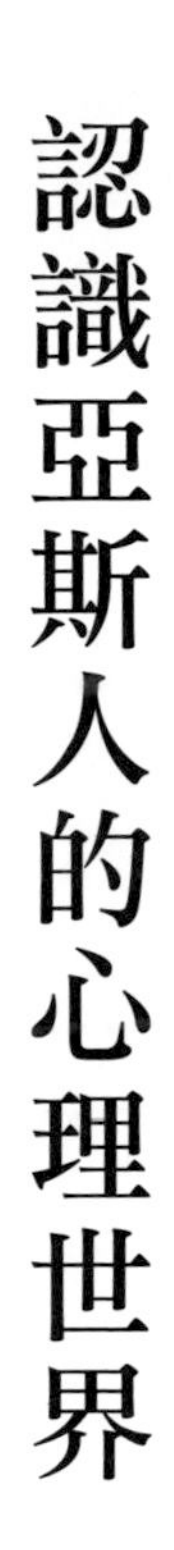

第一部

認識亞斯人的心理世界

太多人過簡地認定亞斯人就是「社交障礙＋固著」，無法溝通又困在自己的世界裡，要不是無奈地配合他們，就是協助可憐的他們。這是錯誤的認知，亞斯人和我們一樣，心理世界自成一個花園，認識亞斯人的「見理系統」，理解亞斯人所思所想的心理歷程，就明白他們的內在也有豐富生命。

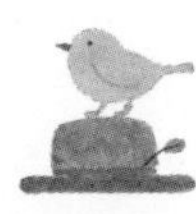

第一章 「亞斯伯格」是什麼？

亞斯伯格症（Asperger syndrome），屬於廣泛性發展障礙（PDD），在二〇一三年的《DSM-5精神疾病診斷準則手冊》裡，亞斯伯格症已歸於泛自閉症譜系障礙（Autism Spectrum Disorder，簡稱ASD，大陸譯為「孤獨症」）中一員，其重要特徵有兩項明顯指標：1.社交溝通困難；2.固著行為。在泛自閉症譜系裡，亞斯伯格症相較之下智能分布正常，語言及認知能力甚至早熟，往往給人一種「他真的是泛自閉症者嗎？」的感覺。

我遇過很多家長帶孩子去醫院做評估，若確診為亞斯，醫療人員大概僅這兩個特徵作簡單說明。就醫過程緊湊，候診人數又多，我們的醫療文化不流行繼續發問，很多家長自動以為「喔，這是一種疾病」「所以要按時回診服藥」「遵照醫囑就會好」……大人若對「亞斯伯格症」懵懂，就醫後反而會更誤解，他們以為「孩子已經治療了啊！為什麼還是這個樣子？」「孩子不肯改，是性格問題吧！」……

不，完全不是這樣。

亞斯伯格是種特質，有生理特性，特質像是個容器，引導思考、情緒與行為表現傾向某個方向。一般而言特質不影響個人生活，主要是有些表現會抵觸社會規範而造成彼此困擾，當影響到達一定程度，又超過適應彈性及心理調適的界線，才會被診斷為「症」。那亞斯特質的實際影響是什麼呢？亞斯特質一出生就有，在身心發展的起點影響，並順著成長產生完全不同的處世系統。

亞斯特質是大腦神經迴路分布的錯置

泛自閉症譜系（或統稱「泛自閉症」）屬於「神經系統的發展障礙」，意指處理訊息的神經系統與大腦間的連結錯置，不在它原來的位置上，由於錯置而無法解析情緒訊息，導致大腦與身體各部門間的協調無法回饋、修正與運用。

不要小看「訊息接受」這件事，我們的日常正是由身體接受龐大資訊而構成的，如聲音、氣味、觸覺、味道及豐富的視覺畫面，這些日常生活的小事，對亞斯人來說，卻無法很自然地成為它原本的樣子，反而成為難以解碼的雜訊。生活中的各種刺激原本該是新鮮有趣的，結果卻成為嚴重干擾：悅耳的音樂聽起來可能刺耳；食物變成無法接受的複雜味道；太多人的公眾場所，訊息量過亂，處理不來……

對亞斯人來說，生理的感官訊息要轉成「感受」，必須一次一件刻意觀察學習，若是大量且混雜的資訊通通湧進來，會讓他感到不適，甚至痛苦。比感官訊息更複雜的社會互動、人際交流場域，則是多量訊息和多變情緒所共組的多重意義，對亞斯人來說根本眼花繚亂，難以區辨與處理。然而為什麼社會人可以解讀呢？那是因為處理感受的情緒系統承接了這項工作，在兒童期便能以直覺方式學習社會潛規則——解碼種種人際交流。

真的不要小看「訊息接受」這件事，除了應付外在刺激，個人內在需求也必須仰賴這條管道，人們常說的覺察，必須先「覺」後「察」，若前端的「覺」被擋住了，後端的「察」自然無法進行，造成亞斯人對「親密、親近」等需求的遲鈍，加上處於兒童期，更難以表達，最後乾脆自己一個人玩，才讓人看起來「他就是喜歡搞自閉」；成人後，當內、外在的感受管道都被阻礙，與人交流便會陷入「孤獨」。如果仔細觀察，會發現亞斯人非常想與人親近，但只敢在外圍偷偷窺看，被動地等待對方邀請。

發展性障礙擋住情緒系統

亞斯人大腦神經系統的先天錯置，並不是故障待修的概念，比較像是先天屏障，無法發揮功能，也無法修復。由於位處發展源頭，像塊石頭擋在出水口，稱為「發展性障礙」。

發展性障礙會讓兒童缺乏某項「心理學習工具」，在亞斯特質方面是「擋住情緒系統」，這導致亞斯人對情緒感受困惑、誤解、消化不良，並影響原本在成長中該學習的內容，變得沒有效率或困難重重，學習成果差。由於個體沒有心理學習工具可用，大人又看到結果很差，以為孩子偷懶、狡獪、投機，實在是雙重打擊。其實孩子並不是故意的，而是心理學習工具的阻礙讓人挫折，但因為表面上看不出來，也說不出來，如同啞巴吃黃連，有苦說不出。

發展性障礙又稱「隱形障礙」，包括智力障礙、泛自閉族群、注意力不足／過動症、特定學習障礙（如閱讀障礙）及動作發展障礙，都是神經系統受限，導致學習工具受阻，卻因為外表看不出來，而被誤解「是他故意的」。

讓我進一步說明「身心發展」這件事，發展成熟從心理學的角度來看，分為兩個系統：

由下圖我們可以發現，最原點是生理基礎，大腦的成熟必須先有生理基礎才有心理世界，爾後「認知系統」與「情緒系統」各自發展並合作共組，成為認識世界、發展我是誰的心理工具。認知系統從簡單的認識物體，逐步發展出因果規則、邏輯及多重問題解決方式；情緒系統則從情緒本能和基本情緒，逐步發展出社會情緒、複合情緒，能對

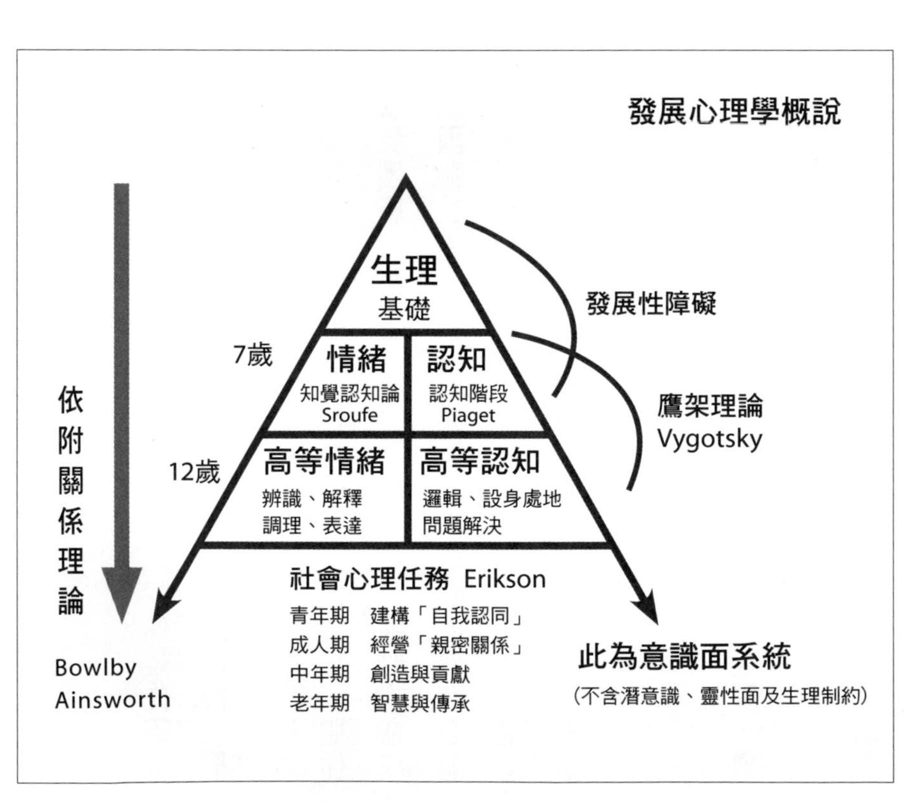

情緒辨識、表達和運用。十三歲以後雙系統才趨近成熟，才能發展出人與人之間的各種關係、情感依附，成人後則面對社會心理任務，擁有自選人生。

亞斯人在智力、語言及認知系統上皆正常發展，然而掌管情緒系統的神經迴路錯置而被阻礙，我們從右頁圖可以理解，被亞斯特質所屏障的情緒發展源，隨著成長產生的影響愈來愈大，類似「大一必修課」被當掉，後面好幾種學分都難以深造或選修，因此發展性障礙不會只有單一障礙，而會連帶影響與情緒有關的好幾個面向。

幸好生命總會找到出路，生活還是要過，儘管一塊石頭擋住亞斯人，他們的生命之源還是繼續開展出獨特的河流樣貌。亞斯人雖有共同特徵：溝通障礙和行為固著，每個人卻因性格、環境及際遇，發展出不同的生活應對，因此每個亞斯人都獨一無二，而不是統一的典型表現，如同社會人也形形色色一般，個別差異非常大。

亞斯特質不是病

「特質」（trait）像是容器，是其中神經迴路的運作特性，導致學習方式差異所引發的習慣反應，例如說「內向特質」，會引導個人凡事先沉澱、思考，整理後再發言。特質沒有好壞，但有優劣勢，加上不同性格及環境條件，組合出千萬種差異。亞斯特質不是一種疾病，當然也沒有像疾病一樣「用藥治癒」的概念。神經受阻的情形一生都會存在，亞斯特質的容器限制讓情緒系統不太能用，但它會轉向使認知系統獨立運作，引導思考、拆解情緒與因果行為，生活得有條有理。

由亞斯特質引導所發展的處世邏輯，在本書中我稱為「見理系統」，亞斯人擅長處理可見的、物理間的關係，「見」是可見之物，「理」是道理與邏輯；而社會人的處世規則，在本書中稱為「社交系統」，他們擅長人際交流，運用大量情緒訊息。兩套系統各有作用、各有優劣，「訊息種類」接受與處理的方式不同，不是絕對二分，每個人同時存在不等比例的兩套系統，以應付不同類的人與事。在兒童時期，大腦發育未完全，多半遵從見理系統去認識世界與適應生活，因此見理式的教養訓練對所有兒童都有效。

為方便讀者理解，我把「情緒系統」從知覺感受、訊息傳遞、情緒解讀到情緒運作這一塊統稱為「情緒腦」；而「認知系統」從線索觀察、歸納整理、邏輯判斷到解釋因果這一塊統稱為「認知腦」（作者註：真正的大腦並非如此二分）。簡單說，亞斯特質讓「情緒腦」無法有效運作，情緒像是無法整理的毛線團，散亂且干擾，這部分的訊息是雜訊，我稱之「情盲假說」，意指情緒有需求，但無法從內在覺察與剖析自己怎麼了，於是亞斯人多依靠「認知腦」，從自己做了什麼的外在觀察與細節歸納作認識。社會人則是同時運作兩部分腦，但以情緒腦優先判斷。亞斯人在社交領域裡屬性和環境不相容，自然產生溝通障礙與固著行為（固著是為了定位和安穩），而非先天有問題。但若亞斯人自己也不了解此差異，在長期混亂和挫折下就會有身心症。目前坊間對亞斯的研究與輔助方法，都能協助亞斯人發揮潛力及自我成長，跟看待所有人一樣，要以截長補短的方式，鼓勵孩子發揮屬於自己的特色，建立自信。

不要讓亞斯人獨自面對適應社會的議題

亞斯特質是先天的，並非養育方式或環境造成，真正發生的原因雖不明確，但來自遺傳基因的相關性相當高，基因可能來自父母或祖父母。由於過去社會結構較為嚴謹，每個人的社會角色與需要遵守的責任非常固定（如填鴨式教育、成家立業的生涯軸），明確規範有利於亞斯人發展，因為照著做反而能發揮亞斯式的專注，因此過去較少亞斯人被發現。到了現代社會，沒有絕對標準，且需要整合多方資訊、多重意義及人際能力，太多量的訊息讓亞斯人無所適從，他們的特質與困難才浮出檯面。

亞斯人的情緒腦先天受阻，認知腦則會進行補償，發展出拆解情緒的特殊方式，但也由於與生俱來，正如魚生活在水裡，不知道水的存在一樣，亞斯人並無法靠內在覺察與剖析知曉身處「情盲」，除非出現無法解決的困境，並與外部做對照才能顯出差異。這提醒我們，不該讓亞斯人獨自面對社交適應的議題，照顧者最好在童年期就要逐步引導，告知亞斯兒童，社會上有兩種不同思維系統與邏輯，並讓他發揮自己所擁有的長處。

從第二章開始，我們會介紹「亞斯的見理系統」，同時比對「社交系統」如何應付同樣一件事。其實無論是否有亞斯特質，協調、統整與發揮特性應該是每個人的人生功課；在做功課之前，認識自己的心理學習工具更是必備課題。我們應該要找到適合且相容的學習方式，而不是硬套不合模的軟體，一天到晚當機，如果又因此怪罪自己，真是得不償失。

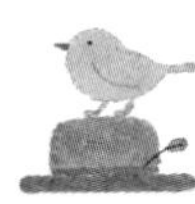

第二章　認識亞斯的見理系統（一）

有情緒但難以使用，認知系統強勢主導

情緒是個人透過經歷而反應出來的感受，是人類最獨特複雜的情感產物，是其他生物無法發展出來的。情緒有趨避危險的先行功能，在大腦尚不知道要怎麼反應之前，情緒就已經先啟動（行動）了，例如遇到危險會發抖、逃跑。情緒包括個人的主觀體驗（同一件事不同人有不同感受，如看鬼片，有人恐懼，有人覺得刺激）、生理變化（腎上腺素上升）、表情變化（扭曲的臉），最後產生行動（快跑或繼續看）。情緒是一種訊息、一種狀態，是融合個人內外在經歷的正負感受、內在想望和動機。

情緒先行與自動化，讓人類迅速反應「戰」或「逃」，是保護功能；而情緒經由後端個人主觀辨識與理解，產生個人價值與原則，再經學習，才有自主表達和行為選擇。情緒系統是人類重要的自我意識與心理發展，在未成熟前，情緒以直覺方式學習社會規範、生存適應，兒童也許不明白父母為什麼要他這樣做，但他「意會」到了「這樣做的行為會讓父母開心」，讓他得到讚賞，他就學到下次該多做一些。

情緒的發展

人的情緒系統受生理成熟與多樣化刺激而開枝散葉，由簡單到複雜大略有以下幾個層級：

基本情緒：包括喜、怒、哀、懼、好、惡、欲，這是先天的本能，不經學習就有，本能行為不需要經過大腦，以自動化反應保護自己或選擇讓自己愉快的事物。反應模式很單純，顯見易懂，算是情緒的七原色。

社會化情緒：例如：羞愧、罪惡感、榮譽感、虧欠……從社會學習而來，一種大家都公認、覺得應該且都遵守的人際情感，為了顧慮關係而學習的倫理共識，例如洗澡後沒穿衣服，覺得光溜溜「被別人看光光」而產生的「羞羞臉」情緒。但是在童年時期，光著身子並不會有這種感覺，顯然羞愧感是成長中被社會觀感逐漸添加的。

複雜／複合情緒：如同色彩的混色原理一樣，紅加藍會成為紫，兩種以上的情緒同時發生就屬複雜／複合情緒。長大後所遇情境與關係愈來愈複雜，相應情緒也就不會只有一種，例如與他人比較而產生的嫉妒情緒。複合情緒是為了緩解經歷到什麼而有的中繼反應，當事人不一定能說清楚，但若不辨識與應對，很可能會造成當事人情緒卡關、當機。擁有複合情緒才會接著發展下列三種型態：

●說謊：說謊又面不改色，必須能分辨正確情緒，然後又假裝不是那麼回事才行。

●矛盾相衝的情緒：指兩種以上對立情緒同時發生，如又好笑又好氣、又想要又害怕、又愛又恨……如一直偏心只愛弟弟的父親過世了，心裡的感受五味雜陳。

●原始情緒、次級情緒：由社會化情緒延伸而來，當事人參照社會／他人不被接受的原始情緒（憤怒），於是下意識轉換為被允許的次級情緒（難過地哭泣），如明明生氣卻哭了、惱羞卻成怒。

當情緒系統愈發成熟，所應用的層次就會更廣泛，包括情緒記憶（用以回憶開心、哀傷的事）、情緒調節（知道自己怎麼了，並健康抒壓）、情緒性思考

（如憂鬱情緒會影響思考，若情緒不解開，大腦將減緩運作，並專注在負面經驗上）以及個人動機（情緒是引往個人需求的線索，凡事無感就會不知道做什麼好）。情緒系統因為功能多、複雜又抽象，這一套相關的知識學習與運作，稱為「情緒知能」。社會人的社交系統便是以情緒主導運作，理解情緒才能認識自己、決定立場與行動；讀懂情緒才能解釋人際互動、同理回應；然而也常因情緒過於繁瑣、矛盾相衝，而造成社會人情感氾濫（理盲）、混亂、無助、崩潰及失控，甚至情緒勒索。

亞斯人的情緒系統難以使用（情盲），因此忽略不用，情緒腦能反應基本情緒，情緒表現單純易懂，兒童期雖也會說謊，但那是所有兒童都會的趨吉避凶本能。亞斯人無法學到社會化情緒，成人後反而厭惡說謊，亞斯人也難以化解複雜情緒，情緒只要被波動，幾乎都會影響一輩子。亞斯的見理系統以認知角度拆解情緒，觀察到線索才知曉自己經歷了什麼，或推理他人是什麼狀態。亞斯人一出生，情緒與認知系統便是如此，如同魚生活在水裡，因此不能理解為何自己與世界格格不入，這究竟是他的問題，還是世界的問題？

情緒難以使用（情盲）的行為表現

1. 亞斯人的情緒感受如同雜訊／亂碼，是鬼魅般的存在

亞斯人的情緒系統難以使用，但人都有情緒，他還是感受得到，只是卻像「雜訊／亂碼」形式。那是什麼意思呢？就好比一般人有時候會覺得陰森森、背後彷彿有人、身體莫名僵硬不舒服，卻不明白是怎麼回事一樣。但靈媒一來就真相大白了，靈媒的靈能系統可能看到魂體型態，能跟靈體對話，他說你之所以背後涼涼的、肩膀很重，是因為有個東西陰魂不散……情緒對亞斯人而言就像鬼魅般不可解。

如果改從神經系統及學習方式的角度來解釋，我認為亞斯人的情緒感受可以類比先天視覺障礙的盲人，不是全盲無感，而是尚有模糊光影的感知狀態，視覺細胞感到彷彿有什麼存在，卻辨識不出來，無法形成影像與顏色概念。

亞斯人可能覺得怪怪的、悶悶的、身體不舒服、煩躁、胸悶、心痛，卻難以立即理解「那是他的情緒」，於是以忽略、逃避或壓抑等方式來處理。情緒沒有

宣洩與被滿足，會暫存於身體，並衍生各種想要偷跑出去的跡象，例如：失眠、躁動不安、莫名身體病痛、高血壓、恐慌、動不動就哭，或山洪暴發式的憤怒。

情緒有其功能，它知會個體要調適壓力，卻因先天阻礙無法被辨識、理解、表達和溝通，不處理情緒就會被它干擾，繼而影響其他生活層面。兒童亞斯的情緒會直接行為化，像是小朋友的吵鬧（而且固執）；成人亞斯因社會化後懂得壓抑，則多轉為莫名的身心症狀。

2. 亞斯人的感覺後端處理困難——感覺統合異常與感官超載

大腦執行整合的能力叫「**感覺統合**」，兒童藉由各種感覺的即時回饋，以認識和學習身體的動作控制，大腦再將感覺和動作結合（例如：不舒服就走開），學習如何有效與適宜地回應環境，持續修正出最佳行為，調整如何與他人相處。亞斯人的神經系統與大腦間的連結錯置，不在它原來的位置上，無法解析情緒訊息，導致大腦與身體各部位間無法統合及協調，這就是所謂的感覺統合異常——不知道自己怎麼了，無法解釋、無法表達。

學齡前亞斯可能會因感覺統合不起來而感到莫名難受，又因為無法表達，只好以尖叫、抓狂或撞牆來轉移其不協調感。所幸感覺統合會隨身體發育與生理成熟，擁有更好的條件自行改善。不過亞斯人的個別差異相當大，有的四肢不協調，跑步常摔倒，因此不喜歡運動；有的抓到要領，享受運動後肌肉的釋放感，甚至變成專長。建議讀者延伸閱讀《亞斯兒童養育日記》一書（東販出版）。

另一類是「**感官超載**」，亞斯人對外界刺激的訊息處理有限，例如在公眾場合，車流造成的喇叭聲、燈光、說話聲、香水、香菸、充滿畫面的雜物……面對這些眾多訊息，社會人可以篩選出「主題」與「背景」，屬於背景的刺激就會弱化，像是一邊讀書一邊聽音樂，背景樂不會影響讀書；但亞斯人做不到，訊息同時湧入，一次只能處理一種，無法多工處理。亞斯人身處陌生嘈雜的公眾場所，就像百貨公司在週年慶期間，只開一台收銀線一樣，壅塞造成混亂、困惑、煩躁，亞斯人能感覺到雜訊卻不能處理，因而產生恐懼。

感覺統合異常與感官超載有時會合併出現，例如亞斯人面對社交性或曖昧的擁抱，感覺難受，因為觸覺感受、親近需求及社交訊息都混在一起了，反而令人慌張，這也是他們不太喜歡被人觸碰身體的原因。

3. 亞斯人沒有明顯喜好

「喜好」指的是有意識、主動的喜歡，「偏好」則是因熟悉而有的無意識習慣，人若缺乏情緒的引導會變成「沒有喜好」，以致無法決定要做些什麼。過去青少年流行「如果我喜歡，有什麼不可以」，就是依靠情緒感受而有的任性。亞斯人多有「偏好」而非喜好，他們會有「喜好是什麼？那要做什麼才可以」的困惑，兒童亞斯更因此常處於放空、被動狀態。

沒有喜好，到了青春期發展自我認同時，也會發生困難，感覺與情緒是建構「我是誰」的獨特線索。同樣的事不同人有不同反應，正是區辨「你之所以是你，我之所以是我」的自我概念。亞斯人常會覺得內在空空的，他不知道自己到底怎麼了，無法掌握的感覺令他害怕，便容易順從別人，以別人的解釋來定義自己，殊不知套用不合模的東西都很危險！

4. 亞斯人的情緒透過行為宣洩，而非口語表達

亞斯人不是沒有情緒，是後端的辨識困難，然而人類與生俱來的基本情緒，

仍會以本能、自動化的反應保護個體。未被滿足、沒有處理的情緒，如果不從口語表達，例如說出：「我生氣了！因為你兇我。」就會直接轉成行為表達的宣洩，變成「生氣就摔東西、不舒服就撞牆、開心就手舞足蹈」，心理學稱此為「行為化」，愈小的孩子愈是如此表現，但隨著發展將逐漸以「情緒詞彙」作口語表達與溝通。亞斯人因為情盲，系統不發展，會停留在兒童階段，以各式行為表現替代宣洩，例如「會一直說他有興趣或在乎的事」描述事情冗長的過程與細節，而不是談他在事件中的感受，你問他為什麼？他無法回應情緒出現的因果，而硬擠出來的理由，多與當下事件無關。

因此，兒童亞斯若突然鬧脾氣、出現攻擊行為或大哭崩潰，就可類推猜測大概與「無法溝通的挫折、引起注意力或逃避不想做的事」有關。

5. 亞斯人無法判斷社交情境即時應對，很容易驚恐或渙散

情緒訊息在社交情境上非常重要，才有依據判斷「意指何方」和「即時應對」。然而社交情境是廣泛多面向的資訊組合，不是考試沒有唯一正解，是變化性的多重答案，這需要對當下足夠理解，才能做出最適當的行動選擇。

有個國小一年級的兒童亞斯，他和媽媽在公園遊樂場遇見同班同學，對方主動打招呼，兒童亞斯卻無視對方、不作反應，對方悻悻然離開了。大約十五分鐘後，兒童亞斯突然對媽媽說：「他去哪了？」想找剛剛的同學玩耍。亞斯人的反應看起來很矛盾，其實是前一刻他沒預期「在公園玩」會「遇見」同學（這是兩個訊息），因而無法反應；等到訊息一次一件處理完畢，他要找同學了，卻已來不及。這類表現是亞斯人理解情緒的時間差造成的現象，後續會再談論。

社會人對未知情境的認識，從外在會參考他人意圖、現場氛圍、言外之意，從內在則參考自己的價值信念、情緒訊息，最後作綜合判斷。亞斯人情緒系統既然難以使用，人際互動就容易判斷失誤而被誤解，備感挫折，因此愈是全新的環境，亞斯人愈困難作反應，也怕弄錯而被罵，內心甚至是驚恐的。一般來說亞斯人對新環境的反應，可能出現以下兩種現象：

順從或反抗兩種極端：亞斯人對未知情境不理解時，當下會僵住、發愣、順從，或為了掩飾不懂而答應，事後卻覺得吃虧、反悔；另一種則是反抗，曾在人際領域吃過虧、受過傷的亞斯人，會為了保護自己而對情境威脅過度敏感，從而反抗、反擊，往往被誤解為不合作或獨行俠。

注意力的缺乏：對情境理解不足，不知道要做什麼，或不知道為什麼要做，自然會感到無趣，就好像上課若聽不懂老師艱深的講課，一陣子之後就會精神渙散，注意力不集中，只好摸東摸西或直接睡覺，此類行為常被誤診為過動特質。

亞斯人與述情障礙的區別

「述情障礙」被解釋為大腦不知如何處理情緒信號，可能是基因遺傳、不良的家庭對待經驗，或曾經能表達，但因重大創傷而後續停滯發展。述情障礙的補救方式以情緒教育為主，如增加自我覺察、連結身體反應和情緒詞彙，利用身體放鬆帶動情緒緩解，以及運用多樣非語言媒材練習情緒表達。

由補救方式可以發現，述情障礙的假設，是建立在「情緒系統可發展」的前提上，只要多加刺激、訓練連結與練習，終能增進使用效率。然而亞斯人的情緒系統並非如此，他們是情緒系統無法發展，因此只能用認知系統迂迴輔助，意思是一般情緒教育不適用，要另外發展一套他們能吸收資訊的方式。這就好像教導先天視障者何謂「顏色」，不是拿紅色的東西給他看（因為他看不到，吸收不了訊息），而是重新建構「紅色是什麼意思」。

亞斯人由於情盲而對社交共識無感，情緒多來自本能反應及過去的習慣化，是情緒的心理工具無法使用，並非有感而發的困難，因此施作一般情緒教育通常會令雙方都備感挫折。

社交系統與見理系統的情緒表達與溝通思維差異

學齡前兒童普遍不懂情緒表達，隨著社會化的成長，認知與情緒系統互相整合，擴充了心理工具種類及範圍；亞斯人則是情緒系統發展不前，沒有新的反應招式，僅靠認知系統單打獨鬥，認識世界及適應人際。

人類是群居動物，需要互相合作才能生存，既然要群居，就需要「社會性的交際（社交）」尋求與他人連結。《社交天性：人類行為的起點——為什麼大腦天生愛社交？》一書闡述了我們為何需要社交，又怎麼進行社交。為此目的，神經迴路發展出「**與人連結**、**心智解讀及和諧共生**」三種能力，**社交中最重要的是「與人連結」**，不單單為了生存，人也需要「結伴關係」及「情感支持」，太過於孤單是會感到痛苦的。「與人連結」不是指天天膩在一起，而是心裡知道世界上有個人關心我、理解我、一起作伴，這是人際社交的基礎渴望。當關係連結斷裂，大腦會感受到與生理疼痛一樣的痛苦，「心痛的感覺」會讓身體承受跟真實痛苦一樣的傷害，也真的引發生理性損傷。因此每當我們與摯愛的人分離、遭受同儕排擠、不被他人認同時，被引發的情緒會提醒我們要趕快做些什麼，以免真的孤苦無依，情緒過於強烈時，甚至會讓大腦當機，無法正常生活。

社交系統的發展，幾乎都在學習如何人際互動與社交溝通，以情緒為主導，覺察自己要表達什麼，也能分辨對方的傳達，並進行交流。還不僅如此，社會事物的複雜在於「人」與「事」很難完全分開，「有效率地做事」與「顧全對方的面子」常常混在一起，往往必須先「喬」好與對方的關係，事情才能順利進行，很少單獨就事論事。

社交系統最初向家庭成員學習、模仿；進入學校後，社交系統擴大考量範圍，慎思各種不同情境、角色、目的與算計，才能決定當下怎麼做比較好。我曾在中學籃球場上聽到學長告訴學弟：「球打得好不是最厲害的，更重要的是怎麼跟隊上其他人相處，你可以用比較開玩笑的方式跟他們聊……」我想他的意思是，設法團隊合作比單打獨鬥更重要，而合作的前提則有賴場下的「做人道理」。

那麼，亞斯人的見理系統會怎麼做呢？完、全、不、同的思維，他們成長中幾乎無法接受到這塊「社交共識」，自然不懂規則，於是他們從見理系統，以「物」的觀點來作考量。亞斯人有情緒，但難以使用，大腦多依靠認知系統強勢主導，凡事以可見、具體、量化為依據，不講抽象、不可見、籠統的情感，可是人類本性還是有「與人連結、內在需求」的渴望，於是情緒系統「行為化」自動操作，結果就是認知做認知的，情緒做情緒的，才讓我們看到亞斯人反覆的一面，而且事後他們也解釋不了這種矛盾。

亞斯人的大腦只抓到認知系統的所作所為，以致只能在意識上回答他已知的部分，舉例來說，當我們發覺好友最近狀況不對時，社會人可能會問：「最近還好嗎？發生了什麼事？」這是關心情緒、事件或身體的普遍發問，相對亞斯人關心對方時則會提出：「你的身體是不是有異常？要不要去看醫生？」這是可見性及因果性的直接發問。

神經迴路影響了心理工具的使用與視野，讓社交系統與見理系統的思維判斷大不相同，我們從以下七點，進一步比較這兩個系統的情緒表達，與溝通思維的不同之處。

1.亞斯人對情緒的認識

張三與情人大吵一架，氣憤地掛上電話，隨後他想到了兩個人說不定會因此分手，焦慮、擔心讓他失眠。張三被情緒卡住，當下不知所措，因此找來學長討論，他訴說自己的擔心，一邊整理事件因果，最後他知道他該怎麼做了，因為還想要繼續感情，他最好主動修復這段關係。

社會人情緒系統的學習是直覺、意會、回饋、同步的，情緒隨著每次整理進行回饋與修正，「情緒知能教育」便是將這一套自動化的運作過程，提到「意識」層面處理。教育者會請當事人觀察內在，說出主觀感受，連結身心反應，然後對情緒辨識、接納，並理解因果，讓當事人能抓到「那個情緒」，幫自己解開心結。

再舉一例，失去孩子的痛，當事人「哀傷地訴苦」，他邊回憶，邊接受事實，邊自我安撫，當情緒被辨識、接受，並得到回應，那個哀傷不再作怪，獲得安頓。過程中，情緒系統與認知系統逐漸同步，內在整合。

亞斯人的情緒學習路徑不同，不是抓內在情緒或主觀感受，而是看外在現象，心理學稱之為「自我知覺論」。依據已經出現的行為及頻率，回頭認定自己怎麼了，例如遇到同樣的感情事件時，亞斯人感覺到兩行眼淚流下（現象），才會意識到「喔，我正在難過」（情緒配對），可是，為了什麼在難過呢？他可能還不知道（情緒因果），亞斯人如何解釋因果，需要事後另行尋找與解釋。

2. 亞斯人情緒理解有「時間差」：延宕的情緒視何時找到線索協助解碼

基本情緒多來自內在的主觀感受，社會情緒則與外在社會情境及他人意圖有關，在互動與解釋中產生。例如對方向我隨意發飆，通常我也會怒罵反擊，但如果我事先知道對方是因為家裡出事，讓他心情不好，他的發飆對我的意義就不同，因為我能自我解釋，他的怒氣不是針對我，反而能對他多點體諒。社交系統能在錯綜複雜的訊息中找出線索，判斷「對方的意圖」，不同意圖才讓自己有不同回應，當下可調整，這跟雙人棋局的你來我往很像。

有一次我因為個人理由未準時進諮商室，案主向我抱怨，我也知道是自己的錯，當下道歉，並保證下次不再犯。案主跟我說沒關係，有道歉就好，表示能體諒。同樣事件，我跟亞斯人道歉後，他輕鬆地說沒關係能諒解，但兩週後卻開始指責我說：「上次的遲到真不專業！」砲火猛烈，讓人完全不能理解。我問他：

「那一天你不是說沒關係嗎？」他說：「我是沒關係啊，但你是心理師，讓案主等就有失專業……」

由此可見，亞斯人生氣的焦點與時間點都與一般人不同，他當下不能理解情緒，只好在情境上先應付過去，你以為他懂，其實他不懂。亞斯人辨識社會情境的方式是「對比」，他可能在幾天後碰見類似場景，得到了相關提示與線索，他終於知道幾天前那個棋局是怎麼回事了：「原來如此，心理師怎麼可以因個人理由遲到，損及我的權益。」理解情境後，情緒才浮出，然後亞斯人追溯既往，算起舊帳，重新談及過去的事，整個大翻轉。亞斯人找到比對的線索後，情緒解碼，情緒的時間重新啟動，用見理的觀點表達怒氣，而非「我生氣了」的主觀感受，那「兩週」的時間便是「情緒理解的時間差」。兩系統溝通管道完全對不上，不解亞斯心理歷程的社會人，當然會覺得莫名其妙。

3.亞斯人情緒的釋放是「一直講那件事」，而非「情緒詞彙」

案主的父親住院了，發現是癌症初期，家裡從沒出現那麼大的事，他慌了，訴說他很擔心萬一父親沒剩幾個月怎麼辦？怎麼安慰父親才好？他跟家人又該怎麼面對這個困境……所幸父親治療後病情穩定，他終於鬆了一口氣。在這段敘述中，他用了很多情緒詞，同時也能感受他的擔憂。

同樣事件發生在亞斯人身上則不同，他沒有慌張（情緒訊息），沒有說他擔心（情緒詞彙），正當你懷疑他怎麼可能不在乎時，卻發現他其實一直重複談論此事的經過，不斷表述事件的細節。亞斯人訴說父親從事發、送醫、看診、住院、陪檢查……一直到回家休養繁瑣的細節長達半小時，卻仍沒有明顯的情緒線索。

我不禁問：「你會不會擔心爸爸啊？」

亞斯人答：「會啊。」然後又繼續說起父親住院期間，他做了什麼什麼一連串細節轟炸。他是真的擔心，但不是很清楚這叫作擔心，所以沒有使用這種表達方法，而是「行為表達」（在此例中就是不斷地陳述事件細節）。

社會人的情緒表達是「情緒語彙」，且不僅如此，還會以各種語文技法、故事、譬喻，將情感表露出來，如「如果爸爸真的怎麼樣了，我活著的目標也就少了一半，他是我最重視的家人」。

4. 亞斯人的情緒是「二分法」：是非、對錯、有無

某局長在台上被質詢，「你到底有沒有找到市長座車的追蹤器？有，還是沒有？」追蹤器事件是市長自己說的，但身為他的下屬也不好明說，說沒有，等於打市長嘴巴，說有，則不符事實。

議員拍桌：「到底有沒有？」

局長被逼急了，慌張地說：「報告，我們調查結果，它（追蹤器）在『有』和『沒有』之間。」語畢，全部人哄堂大笑，還被網路廣傳。

一個物理性的器具，怎麼會有在「有」和「沒有」之間？這個答案確實很荒謬，但如果從社交角度來看，就會明白局長不把話說死，是為了給長官後續解釋的空間。「不說死，留空間」是社交功能，人類情緒在表述時也會如此，情緒並非全有或全無，而有程度或濃度之別。例如生氣可以細分為不高興、厭惡、生氣、火大、憤怒、爆怒……另外，真實感受的分量是多少，與你所要表達的刻度也不需完全相等：「好吧，其實我有一點點生氣啦！」讓人很難一下明白對方究竟有幾分生氣。

「不說死，留空間」才能繼續溝通，也是說話的藝術。社交系統的話術允許凡事模糊、不說死，甚至還有所謂的善意謊言，尤其在人際領域，如朋友吵架時，不要把話說死，以後還有機會和好。

亞斯人完全不同，情緒訊息這麼不清楚、不能掌握，是十分困擾的，於是亞斯人把人際、情緒都視為物理性質來思考，只有「有」或「沒有」，沒有「中間」，如果「沒有」就沒事了，若「有」就繼續問「那究竟要怎麼樣才行」。例如吵架後，亞斯人常問：「你有沒有生氣？你生氣我就先走開。」或「有錯的話我道歉，那要和好了嗎？」亞斯人需要趕快確定，因為模糊的話讓他無標準可循，不知道下一步要怎麼做？當亞斯人無法忍受曖昧時，極可能的結果就是快刀斬亂麻、一刀兩斷，乾脆什麼都不要了。

5. 亞斯人的情緒難以自我覺察：難以內在歸因

一個人說話都不包含主觀情緒是什麼狀態呢？如果跟亞斯人討論他的成長史，會有種在看某個人的回顧畫面一樣，他明明在眼前，但陳述的彷彿是另一個人的生活紀錄片，不帶情感，讓聽的人不知如何反應，以為是他自己也不在乎。

情緒是種訊號，有其功能。從覺察訊號到滿足自己需求是要需要歷程的：

(1)**感受情緒：**自我覺察，知道、意識它的存在。通常可從身體反應確認它出來了：握拳、顫抖、嘴角上揚、手舞足蹈……

(2)**辨識與接受情緒：**情緒辨識會先二分：好的或壞的，其次再細分可用哪個情緒語彙代表。情緒表達往下分，有情緒詞（我很「生氣」你不知道嗎）、動作詞（握拳揮向牆壁，流血尚不自知）、文學詞（他在心中怒吼，像天火毀滅大地）。不過社會不期待負面情緒，認為生氣會傷人、哭也沒用、嫉妒是不好的、性興奮是邪惡的……因此我們也會壓抑不處理。接受情緒則是指情緒是情緒，我是我，我接受情緒出現必有因的事實。

(3)**理解情緒：**指情緒因果的解釋，到底經歷了什麼才引發情緒，是外在刺激或內在聯想。外在指事件，例如剛剛那人撞到我沒道歉；內在指過去經驗引發的解釋，例如他這樣做分明就是要弄我（這裡沒有足夠證據是他弄的，但主觀上我已經認定了）。情緒背後會有需求，想被滿足或安撫什麼才是真正的重點。如剛剛那人撞到我沒道歉，重點在道歉，而不是報復性的撞回去才能氣消。

(4)**表達情緒：**(1)至(3)點是自動化進行，不可能記得住，要刻意提升到意識面做整理才會變成可接受、可儲存記憶庫的形式，才知道自己怎麼了，「如何表達」才有依據。情緒表達時需有對象，不喜歡唱獨角戲，無論是對話或是書寫，要把剛剛的歷程描繪或表達出來，才算真正把情緒定位。

(5) **調解情緒：**如何回應情緒並讓其平穩的方式，包含放鬆、宣洩、舒緩、轉念、與人連結或解決引發情緒的問題。重視自己的需求並有效回應，才是情緒訊息真正的用意。

情緒歷程課本上沒教，但過程中若經他人提醒，社會人可以很快讓情緒和認知作連結「我感受到了什麼，或對方感受到了什麼」，有種內外都得到驗證「喔，原來如此」的合一感。情緒歷程對亞斯人來說卻是一頭霧水，由於情盲，即使有「覺」也進不了「察」的階段，例如在夫妻互動裡，亞斯先生看到憂鬱的妻子，卻不知道為什麼，逕自猜測是生病了吧（生理變化）？他不會從情緒和兩人關係的角度覺察，思考「她好一陣子不跟我談心，該不會是我忽略了妻子的心情吧」，而過度外在歸因變成「妻子的憂鬱跟我無關，是她生理出狀況。有需要的話，她應該會主動找我」的認定，缺乏情緒歷程的認知。

亞斯人的溝通思維邏輯

6.亞斯人溝通時就事論事，不論人情、面子

說話的藝術就像議價空間一樣，買賣雙方不直接亮出底牌，有目的地在那個空間角力，這便是社會人溝通的「喬事情」，除了檯面上的實質利益，還有私底下的交易，以及隱形的「面子」及「人情」，這些多重訊息都是有算計的，要靠一來一往、試探、考量對方尊嚴、籌碼交換，都是「人」與「事」混在一起互相牽扯。例如一個被封為「喬王」的人，就有辦法能讓不同立場的人或政黨，找到彼此都能接受的點，順利合作。

亞斯人無法辨識社交訊息，溝通時自然不去考量情緒變項，於是事情是事情，交情是交情，各自獨立，即使為一件事爭得面紅耳赤，結束後朋友還是朋友，馬上約待會一起吃飯。就事論事，做事最有效率；但若放在關係裡，親兄弟卻明算帳，這可不是社會人的模式啊！

7.亞斯人溝通的「自我中心觀點」：我以為我知道的就是全部

你覺得你老是被人問路，是不是你有什麼特殊魅力，所以問路的人都喜歡找

上你？並不是。事實上，問路的人挑選對象有諸多原因，你會這麼以為，是因為你只計算到「你被問路」這件事，並沒有參考他人或觀看全局的觀點（沒有比較別人被問的頻率），你用了「你以為你知道的就是全部」這個觀點來作判斷，這就是「**自我中心觀點**」。

「自我中心觀點」每個人都有，當他判斷的全部資訊都來自個人經驗、顧慮的皆以自己為中心時就是。在社交系統裡顧慮／關照他人很重要，因此「自我中心觀點」並不受歡迎，幾乎等同「自以為是」、「憑什麼你說了算」、「自私」的同義詞，別人會認為你明明可以顧慮他人，卻不去做的意思。

亞斯人的認知系統常以「自我中心觀點」判斷局勢，不過這多是因為「不懂溝通」而「乾脆不溝通」所造成的，亞斯人不去問對方怎麼了（不溝通），他們只抓事情的可見性，推理對方怎麼了，並依自己的觀點作決定，結果常誤解對方。

有一隻小白兔到河邊釣魚，結果整天都沒魚兒上鉤，牠喪氣地扛著魚竿回家。

第二天小白兔又到河邊釣魚，結果還是都沒魚兒上鉤，牠生氣地扛著魚竿回家。

第三天小白兔再到河邊釣魚，這次浮標猛烈搖動，驚醒了小白兔，牠正要拉起釣竿，一條大魚卻跳出水面對牠說：「是怎樣？你要是再拿紅蘿蔔來釣魚，我就扁你。」

這個笑話就如人際交談時，亞斯人常自顧自說自己有興趣的事，滔滔不絕，他以他的觀點想「喜歡朋友就要講得更多」，卻沒有想到詢問對方喜不喜歡？感受如何？才會造成亞斯人再努力，也得不到好回應的結果。

亞斯人並非白目，而是沒有參照情緒訊息，也由於情盲而缺乏「分享式注意力——與對方情緒同步和連結」的能力，不懂人與人之間是「社會關係的相對性：當你傷心，我也會跟著難過；當你說不要，我會有被拒絕的挫折感」，情緒是會共振的，因此才有「情感交流」及「設身處地」之詞。

合情合理vs.先合理才合情

8.亞斯人情緒與認知的合作：先合理才合情

情緒系統與認知系統結合發展，走向更複雜的社會心理任務，其中最重要的是「人與人的各種關係」，例如：師生關係、夫妻關係、朋友關係……上述社會角色有一定行為互動、情感表達的禮儀規範，亞斯人便是遵循整套的角色行為，遵從程序性與預測性，才能安心與人相處。

不過實務上，關係認定與交情深淺，才是影響兩個人怎麼互動的關鍵，行為表現只是合情合理的彈性調整，如初見面應遵守社會禮節、有禮貌、不逾矩；可是兩人親近後，界線就會模糊，情人關係後期，反而不必太拘束，挖鼻孔、邋遢、放屁都不遮掩了。關係愈熟、行為愈隨便的潛規則，叫做「合情合理」：情緒對了、情感熟了，默契自然在你們之間，不必依社會規範一板一眼。社交系統的界線及行為是彈性的，以情緒為優先，道理再跟上，也就是常言道「合情合理」、「通情達理」、「情理法」。

不過這種彈性會讓亞斯人感到模糊無所適從，亞斯人無法判斷什麼是「很熟」？熟了就可以隨便，而對方不會生氣嗎？這些根本難以確定，令人慌張；唯一能確定還是「禮尚往來」的社會規範，因此亞斯人永遠遵循「禮」（固定的角色與規範）合宜表現，可以做什麼與不能做什麼，沒有特定與例外。例如即使是夫妻關係，亞斯人還是會明算帳：私人的薪水自己管，家用的要共同帳戶均分；

亞斯伯格的「合理合情」系統

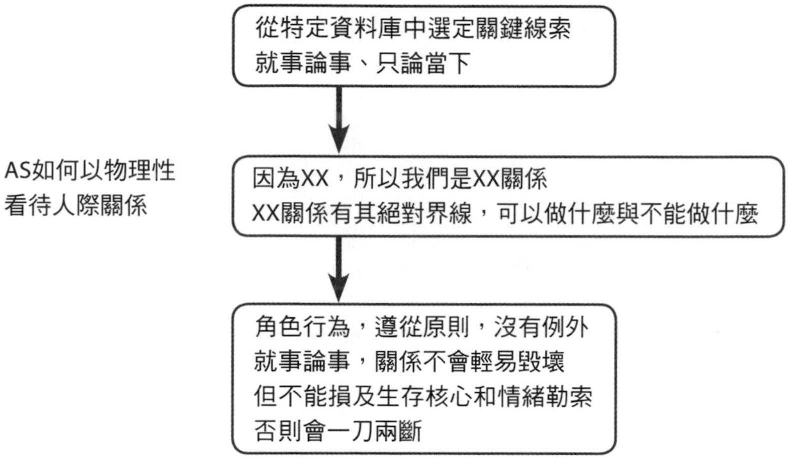

從特定資料庫中選定關鍵線索
就事論事、只論當下

↓

因為XX，所以我們是XX關係
XX關係有其絕對界線，可以做什麼與不能做什麼

AS如何以物理性看待人際關係

↓

角色行為，遵從原則，沒有例外
就事論事，關係不會輕易毀壞
但不能損及生存核心和情緒勒索
否則會一刀兩斷

複雜的人際系統——「合情合理」

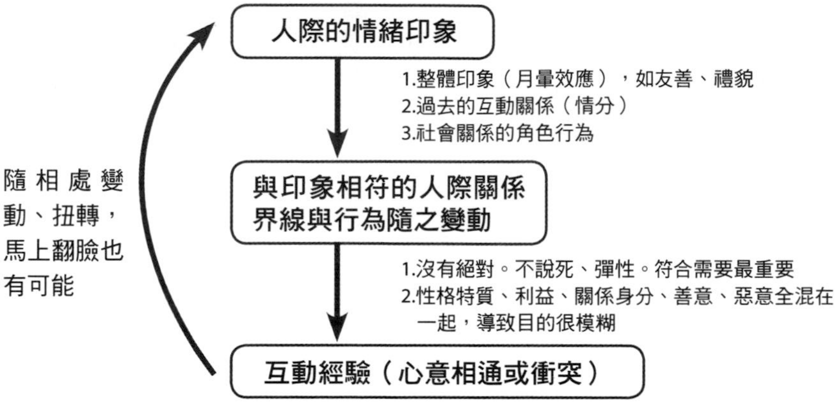

人際的情緒印象

↓

1.整體印象（月暈效應），如友善、禮貌
2.過去的互動關係（情分）
3.社會關係的角色行為

與印象相符的人際關係
界線與行為隨之變動

↓

1.沒有絕對。不說死、彈性。符合需要最重要
2.性格特質、利益、關係身分、善意、惡意全混在一起，導致目的很模糊

互動經驗（心意相通或衝突）

隨相處變動、扭轉，馬上翻臉也有可能

去外食除非是他要請客，否則一樣五五分。亞斯人習慣「先合理才合情」，且不隨時間或關係深淺而改變，始終如一。這令社會人覺得「怎麼會這樣」，甚至懷疑「我們真的很熟」了嗎？都結婚了，為什麼還分你的、我的。「界線」的概念雖是同一詞彙，兩系統的解釋可大不相同，對亞斯人來說，愈固定的角色，關係愈能預測，他們反而喜歡有明確規範的「傳統角色」。

六十五頁圖比較兩者的不同，「合情合理」是循環的、變化的，情緒印象、關係深淺決定互動的界線和行為；「合理合情」是單線的、墨守成規的，亞斯人必須將模糊的關係固定下來，才能預測與安心，才知道自己該怎麼反應。

小結：亞斯人無情緒是刻板印象，他們如同我們也常陷入情緒裡

亞斯人難以使用情緒系統，發展自然偏重認知系統，倚靠觀察能力，並以此與他人溝通。單純認知系統就事論事，容易給人冷漠、淡然、利益清楚、條理分明與沒有情緒的感覺，不過這只是表面而已。我一直強調，亞斯人不是沒有情緒，而是情盲導致情緒概念不同，才產生與社交系統不同的思維。

亞斯人以認知為主導，較為理智，不過實際上更適切的說法，應該是情緒系

統與認知系統各自為政，平時沒事是認知主導，但有需求或受傷時仍是情緒先行，並陷入其中而卡關。這時候亞斯人就會混亂失控，行為不合邏輯、不知所云或慌張失措，因為在人性的順序上，情緒必須先被滿足才行。例如關係失落、需要依賴時，認知腦抓不住「自己為什麼當機」，同時也欠缺「請求／求助」的概念（亞斯人會覺得助人是專業的事，不是朋友的事；對於「我好難過，可以陪我一下嗎？」這類句子，亞斯人不懂用意，也不容易說出口），矛盾又想不通的情緒影響了思考，讓亞斯人陷入混亂，跌入情緒裡（多為退縮或暴怒）。

亞斯人陷入情緒，就如同「紳士喝醉酒」一樣，理性完全不明白情緒怎麼回事，思考轉不出解釋，身體出現壓力與身心症狀：胸悶、不舒服、焦慮、恐慌，不再客觀說話，而是胡言亂語，會更有攻擊性或更脆弱，也會有「酒後吐真言」，或做平常不會做的事等情緒化行為，而且完全不知道自己在幹什麼，直到情緒慢慢「消風」（通常要經過很久時間，且該情緒仍未被處理，日後可能會再出現），亞斯才會清醒過來收拾殘局，同時驚訝於自己竟然做出這些行為。

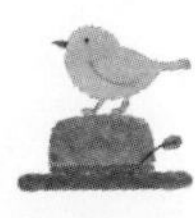

第三章 認識亞斯的見理系統（二）

以「具體實例」與「建構法」認識抽象情感

情緒是看不見的抽象物，代表你經歷了什麼而產生，並在實際體驗後，在認知腦進行回饋，產生價值與喜好。情緒運用是「整體」概念，可想像成「如何騎單車的模組」，你知道怎麼做、實際上會做，卻很難細節說明瞬間／同時發生的一組行為。

情緒系統延伸出來的情感標籤，例如熱心、關愛、真誠、體貼、同理，在語彙上是抽象的，但社會人能體會，並與另一個人交流成更緊密的關係，例如親情、友情、愛情。情感是可以流動的能量，彼此都能感受到、知道，也會回饋對方。情感交流是意會、領會，人際現場不可見，卻能依附在語言、肢體行為上互動與連結。有人會說，「愛」是用做的，不是光用說的；沒錯，行為只是結果之一而已，人際要做也要說，是認知和情緒合併的表達。

亞斯人神經迴路的錯置令他難以使用情緒，也間接影響了抽象物的學習，主要卡在人際溝通、認識內在及社交領域，亞斯人會使用認知系統捕捉情緒及抽象物，把它們精準定義、物化處理。整體與具體模組的思考型態與解讀路徑不同，以致同一語彙的概念構成歧異，例如亞斯人「關心」你，是要你正確、健康及不委屈的解決問題；社會人的「關心」是同理你的辛苦，要不要把委屈說出來，這是亞斯人與社會人溝通搭不上線的主因。

有情緒卻不能用的「情盲假說」

亞斯人的情緒系統受阻，但千萬不要誤會，這不是指亞斯人沒有情緒，他受阻的部分在情緒的理解、辨識、表達及調解，是「有情緒」卻「不能用」，稱為「情盲假說」。

情盲，在感受上是種無形束縛，如同鬼魅存而無法論，我認為可類比「先天性盲人視覺障礙」——可以辨識光感，但僅是「有與無」、「黑與白」的二分，無法細分出顏色概念。亞斯人對情緒的產生也是如此，情緒及情緒相關的訊息無法辨識（如同只有模糊光感），也就無法對社交溝通及內在覺察有進一步的細節區分。

情緒腦的解析是種工具，愈使用愈發達，當它先天受到限制，自然難靠經歷、經驗刺激系統得到發展，於是亞斯人僅停在基本情緒的使用而已。情緒既然無法使用，好像必修課被擋，也會影響後續的分支，例如情緒是自我意識的一部分，沒有喜好會影響自我認同，不知道自己想要什麼；情盲也影響抽象概念的想像，因此不可見的事物對他們來說很難懂其意，較缺乏想像力；記憶經驗需要情緒標籤做線索提取，情盲讓過去的事不容易回想，時間軸也比較破碎……如果問亞斯人過去「最難忘的事」是哪一件，上述困難都會浮現。

情緒系統受阻，一路擋下去便產生以下這些現象：**社交溝通障礙**：包括難以與他人溝通、難以闡述自己怎麼了，以及在人際互動中讓對方欠缺連結感；**固著行為**：因社會裡不可解的訊息太多，亞斯人便自行創造穩定結果及自我安撫行為。這些心理層面的影響會在下一章再做說明，本章先談在這種狀況下，亞斯人要如何學習情緒？他們採用的方式是認知系統的「個人建構」。

亞斯人的情緒學習：從外部建構，配對出意義

抽象的、看不見的事物，要用什麼方式認識？社會人的學習歷程是「歸納↓概念↓類推」，例如有人說：「這真是一個吃素的概念啊！」吃素，意指不吃

肉、不殺生、特定宗教人士，運用這個「骨架」（關鍵點）聯想（類推）到人際領域應用，發展出新詞用來形容「吃素」等同「溫和的人」，而實務應用時「詞義」到底是什麼，則視當下情境或氛圍而有變化，不會固定一種意義。概念類推是「從上而下」，變形應用到各種情境。

以「概念」學習情緒，當我覺知自己傷心時，便能很快從過去類似情境，去搜尋引發感受的刺激來自哪裡？是外在事件，或經驗連結了過去記憶？還是兩者一起作用，組織出「我為什麼傷心」的因果。有時候情緒先行，眼淚流下來了，才發現自己正在傷心（情不自禁）。再從「傷心的概念」推理和分析，知道自己到底怎麼了。聽來有點複雜對不對，這一段心理歷程幾乎在電光火石間完成，需要訓練才能當下覺察，多數人是事後（冷靜後）才作整理與處理。

亞斯人因情盲所致，心理歷程會停在「我流淚，所以我應該在傷心，但為什麼呢？」的階段，他無法回溯內在尋找答案，因為情盲讓記憶難以提取。那麼亞斯的見理系統（認知系統單打獨鬥）怎麼學習情緒呢？答案是：逐步收集外部資料，再送回大腦連結、處理、標籤，存放資料庫。

我們先回到視障者的比喻，請問：怎麼向先天視障者說明顏色是什麼？也許你想使用譬喻，說紅色是太陽、火焰或蘋果的顏色。但此譬喻不可行，因為先天視障者根本沒有看過太陽、火焰及蘋果；而且，視障者需要懂顏色做什麼，這對他的生活並不實用，顏色的表達幾乎只在人際溝通時才用得著。對視障者而言，顏色既然「無法自然學會」，要從無到有，就只能採用「個人建構」的作法，從下往上，以堆砌的方式建立起「顏色概念的資料庫」，之後再遇到，就拿來比照理解。像是兒童的建構式數學，教孩子加法時，必須先賦予阿拉伯數字跟十根手指頭的配對關係，「數字」等於「手指頭的數量」，然後「加法」等於「幾根手指頭數量的相加」，先以具體形象比喻，再逐漸演化成抽象性心算。

如何教視盲者顏色的概念？則由觸覺、嗅覺、聽覺等（替代視覺）去抓取判斷之物的資訊，以藍色為例，協助他們使用其他感官來描述顏色概念，例如：(1)用觸覺描述顏色：讓對方把手放進一碗涼水中：「想想看在水裡時你是什麼感覺。那種涼爽怡人的濕潤感，就是藍色的感覺。」告訴他水是藍色的，少量的水是非常素淺的藍色，近乎透明，而大量的水聚集起來就成了深藍色，形成河流海洋。(2)用聽覺描述顏色：聽到流水的聲音可以聯想到藍色：「藍色是寧靜、舒適的，如同水聲帶給你放鬆的感覺。」例如潺潺溪水聲或是海浪波濤聲。（有興趣

的讀者可進一步參考文章〈如何向盲人描述顏色〉（https://s.yam.com/PPVa3）

「藍色」的概念當然不止上述兩種描述，因此必須不斷建立具體實例，才有辦法應付世界裡有關藍色所延伸出去的相關物。為了形成對那個概念的認識，不斷累積而堆砌成某個概念資料夾，在心理學上稱為「認知基模」。重要的是，建立基模一定要重複練習，讓「體驗（感受）」與「對顏色的解釋（認知）」強力連結才能使用，才能建立起「藍色」等於「智慧、涼爽、冷靜、從容」的抽象概念。建構顏色基模必須一色一庫，一個顏色是一個概念，「混色」則是另一種概念。

亞斯人學習情緒（抽象概念）也是如此，而情盲比視盲屏蔽的範圍更大，因此除了基本情緒是先天反應，其餘都需要特地配對、建構，而非直覺式學習與應用。抽象概念以建構方式學習，起初都是無意義的，必須配對後不斷重複練習，才能建立連結，有點像我們學習英語一樣，那些外國字最初都是無意義的詞彙，必須不斷背誦字庫、練習文法規則才會使用。我們的社會主要是社交系統，個人會從中直覺學習情緒訊息的用法，像是我們在中文語境裡自然學會中文一樣，可是若要學習外國語，就只能用個人建構法刻意去學。

自閉症者天寶．葛蘭汀便在《我看世界的方法跟你不一樣：給自閉症家庭的實用指南》一書提到：「一般人的思考，傾向於從概念進入到細節，從整體延伸到部分（從上而下），我則是把大量的細節拼湊起來，以形成整體概念。我的思考是從細節到概念（由下而上）。」個人建構的歷程是不是很麻煩？是的，步驟比較多、所花時間也較長，因此由下而上的「個人建構」，通常適用理解物理、不變的事物，這在「講求臨機應變的人際溝通」上很吃虧，個人建構歷程也宛如瞎子摸象，即使知道各部分細節，還是摸不出多變的整體情感。

回到情緒概念，「同理」涉及「理」和「情」兩系統的合作，如果亞斯人要做到「同理」，他無法靠感受，只能從相關線索中去構築，像堆積木一樣，從資料中組合出自己的定義，最後得出個人建構的答案。例如「難過」的基模，可能包含對方哭泣、食不下嚥、對喜歡的事沒興趣等。「哭」是其中最容易判斷的，因為看得見；不過「假哭」對亞斯人來說就很難了解，他們的情緒腦無法分辨那個哭是真是假，然而老練的亞斯人可以分辨假哭，他觀察的是臉部肌肉的運動。

學習符碼：三種不同思考型態

要使用個人建構認識萬物，需要收集大量資料，並在其中區辨資料間的

「細節與差異」，才有辦法區分「每個具體實例的不同」，繼而堆疊出「該概念的資料庫」。像是蠟筆小新裡的阿呆，他愛好石頭，在他眼中路邊石頭每顆都不一樣（都有其細節與差異），可以再細分不同種類，一眼就能說出哪裡不同；但對社會人而言，路邊石頭就是路邊石頭，只有一種概念。建構的運作過程，也影響了心智運作，天寶．葛蘭汀認為自閉症／亞斯人光譜下的所有心智，都會特別留意細節，他們如何抓取與區辨呢？以下共有三種不同型態的符碼形式和思考方式：

一、圖像化思考

資訊必須是圖像式的，大腦才能吸收與反應。有點類似在電腦裡擷取畫面或錄下影像，再細節拆解裡面的東西做觀察記錄，抓住區辨點。這一型的母語是圖像，口語讀取很慢才作用，在他腦中，每個提問都必須從語言轉化為圖像，才能開始思考；既然要轉成圖像，以具體物表示或親自做過的操作過程，最有效果。

這型思考者在藝術創作、圖畫設計、攝影或工業設計上會有不錯的發展。

二、型態化思考

擅長抓住物理性之間的關係，像是「符碼」，例如能抓出數字或音符之間的關係，明明沒學過樂理，卻可以把聽過一次的音樂原曲重現。主要發揮領域在電腦程式、工程計算或音樂。電影《雨人》中，自閉症的雷蒙便屬於此類型。

三、語文式思考（非圖像式思考）

吸收以文字呈現的資訊，喜歡條列描述，會記住公車時刻表和歷史大事紀，主要發揮領域在語文、歷史、作文。在語文上會精準定義，不可泛稱，宛如報導文學的記者，這類型的亞斯甚至可以寫出文學獎等級的作品，不過內容多屬邏輯、推理和制式段落的組合。

第一和二型統稱為圖像式思考，例如能在心裡旋轉一個立方體觀看六面，能比對人臉特徵，看過的臉幾乎不會忘（這是圖像），可是記不太住人名（除非把名字寫下，變成視覺圖形）。

每個人都會有不同比例的三型態，以對萬物建構。天寶．葛蘭汀如此區分，是希望找出每個亞斯人在吸收資訊的優劣勢，鼓勵我們若要與亞斯人溝通，應該從他的長處、易於吸收資訊的路徑促進學習，而不是一直強調要他適應社會、讀懂人際關係，這種要求對情盲的亞斯人來說，是緣木求魚，只會讓他們更退縮而已。

近年流行的「正向教養」也是這個意思，發現當事人的長處，激勵他產生學習動機。當他能理解生活，學習覺得有趣，能力備受肯定，自然而然就會生出「主動積極的態度」面對世界，而不是被困在「有障礙」的標籤裡。

個人建構的資料庫，如何應用於生活

亞斯人遇情境會怎麼反應？此時，他要從資料庫中，將「已知的線索」拿來對照「未知的事物」，類似電腦裡的指紋辨識系統，對上了，就知道怎麼反應，這就是建構機制的作用。資料庫的大小，則視學習程度而定，不過有個限制——所建的資料庫只能拿來對照，無法舉一反三。有個亞斯學生，他適應人際的方式是觀察，他從「導師的觀察資料庫」對照「導師今天心情如何」，當他看見桌上出現第三杯黑咖啡，便知道導師今天心情極差，他決定少碰為妙；但有同學不信邪，果然被導師遷怒。亞斯學生從資料庫裡（第三杯黑咖啡），對照出老師的情緒，這是特定資料的應用，並不能「類推」到其他老師上。

七十九頁圖是另一個例子，從預知媽媽在生氣、如何等待氣消，到自己該怎麼做才是最佳行為策略的資料建構過程。資料建構的限制有二：(1)這只在行為上應對，其實還是「不知道、不清楚媽媽為何生氣」，也不會主動溝通；(2)此行為模組只適用媽媽，別人生氣的線索及應對，要另外再建立資料夾。相對的，社會人也會建構資料庫，他們建構「生氣」的共通概念資料庫，包括如何發現預兆、如何應對等一系列反應，不針對特定對象，實際運用時會先複製貼上此共通概念，小部分針對不同人做微調。

亞斯人的資料建立，是一筆事件一個記錄，必須整件事的因果看過了、試過了才記錄下來，類似「一個口令、一個動作」，不能見機行事、臨時變通。資料庫是從下而上匯流成集，對照致用，無法類推及舉一反三。天寶．葛蘭汀再舉了「過馬路要看車」的例子，兒童亞斯必須學習各種情境下過馬路都要先看車的習慣，包括自己家、祖父母家、學校前、商家……彙集愈多情境所成的資料庫，才會愈接近「馬路如虎口（危險），凡過馬路都要看車」的共通概念，否則「在學校前過馬路要看車」不等於「在祖父家前過馬路要看車」，這是兩件不同的事，它們有細節上的區分。這也能說明亞斯人在面對新環境時，通常需要較長時間適應，因為他們都要從觀察與錯誤中學習，才能建構新環境的各種因果模組。

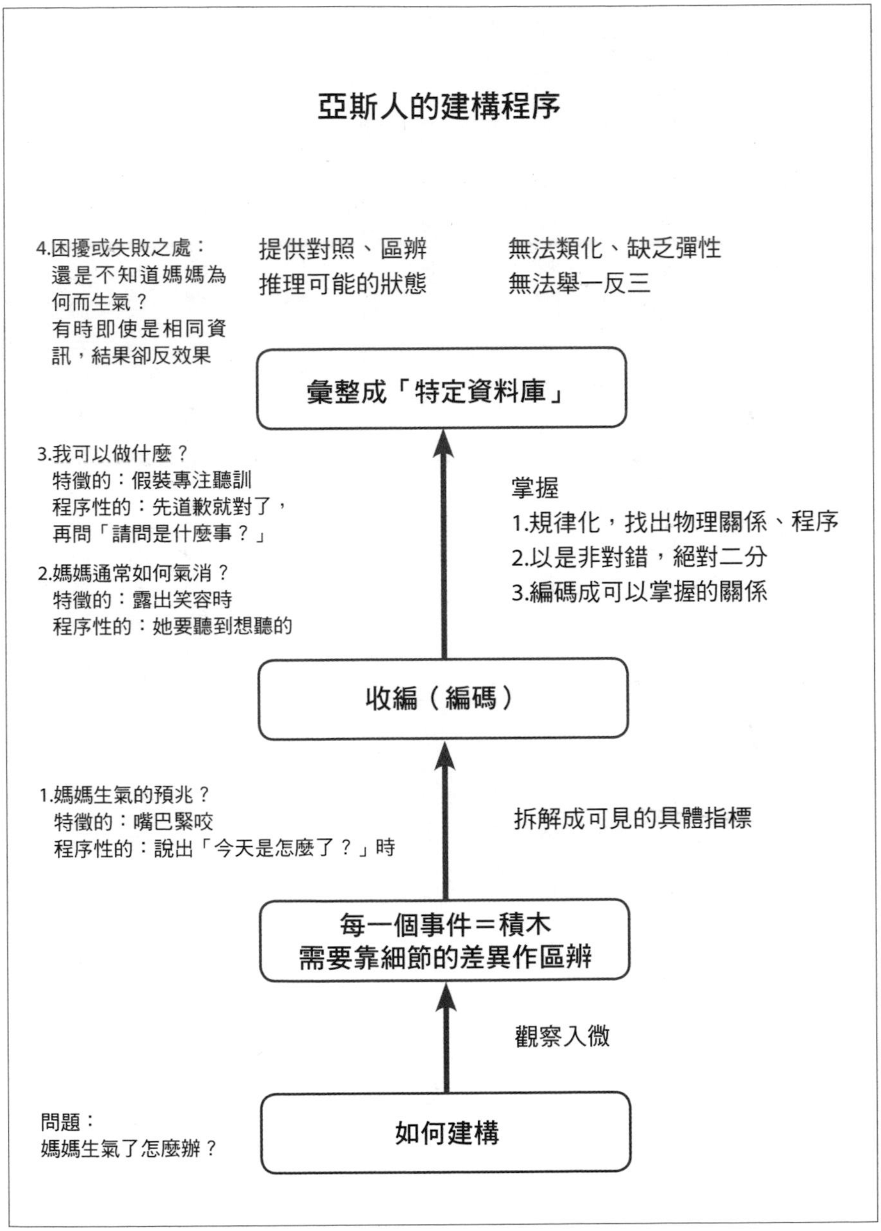

亞斯人的建構程序

4.困擾或失敗之處：
還是不知道媽媽為何而生氣？
有時即使是相同資訊，結果卻反效果

提供對照、區辨
推理可能的狀態

無法類化、缺乏彈性
無法舉一反三

彙整成「特定資料庫」

↑

3.我可以做什麼？
特徵的：假裝專注聽訓
程序性的：先道歉就對了，再問「請問是什麼事？」

2.媽媽通常如何氣消？
特徵的：露出笑容時
程序性的：她要聽到想聽的

掌握
1.規律化，找出物理關係、程序
2.以是非對錯，絕對二分
3.編碼成可以掌握的關係

收編（編碼）

↑

1.媽媽生氣的預兆？
特徵的：嘴巴緊咬
程序性的：說出「今天是怎麼了？」時

拆解成可見的具體指標

每一個事件＝積木
需要靠細節的差異作區辨

↑

觀察入微

問題：
媽媽生氣了怎麼辦？

如何建構

個人建構的學習，對亞斯人而言是重要的，然而他不見得自覺到自己是透過這種方式學習，所以若他一味被施以情緒教育、人際互動、自我成長課時，東施效顰的學習方式，只會令他莫名挫敗。這是為什麼必須要提早發現亞斯特質，才能因材施教的早療概念，協助他們以本身擁有的系統學習社會生活。

不需矯正亞斯特質，接納理解才重要

社會人使用「情緒印象」（面善＝友善），類推「整體」（這個人好不好相處），再慢慢添進內容，在新環境預設對方性格並進行互動。如：春嬌長得真漂亮，人美，心一定也美，個性想必也不錯吧！（其實「人美心也美」沒有邏輯，這是從上而下的整體推論），因為這樣想，社會人可以馬上預備一套與親切者交談的應對態度，其餘則視現場互動，即時修正最初的判斷，錯了就滾動式調整，如「哎喲！真想不到，原來春嬌人長得漂亮，卻沒有禮貌呢！嘖嘖，會後不理她也罷……」社會人是有變動性的，因為他們知道人本來就不會一成不變。

亞斯人的互動準則依靠認知基模，以個人建構方式應對，資料庫愈龐大，愈能比對作判斷，但較花時間且不能類推，而沒有資料比對時則會僵住，因此人際交流對亞斯人而言是最耗能的，光是比對資料就夠累了。

見理系統的學習方式，其實通用於所有兒童的教養，因為兒童在十二歲前，抽象概念未發展完全前，情緒概念也不易理解，必須以具體實例、多情境的舉例，才容易被他以個人建構的概念學習。個人建構法比較適用物理關係，情緒交流則屬於人際領域，兩種系統各有所長，亞斯人是物理關係的高手，社會人則是人際關係的高手。

第二、三章介紹的心理歷程，是亞斯人心智運作的整體描繪，事實上，每個亞斯人如同你我般獨一無二，個別差異很大，情盲是一定有的，但是個人智力、性格、環境支持及成長經驗，讓人發展不同的資料收集和判斷，也造就了每個亞斯人面對社會時的不同表現。以此立場，我們若想作為一個協同者、伙伴或照顧者（父母或老師），都要記得亞斯特質不是病，不需矯正，而是應該：

●接納與認識亞斯特質所帶來的思考與學習方式，提醒自己這個差異是隱形的，我們正用不同系統在溝通。

●理解亞斯的個別差異，先認識他在什麼位置，截長補短；針對適性設計輔助方法，不要太深（太難會產生挫折），也不要太淺（太小看他，他會生氣）。

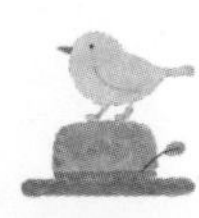

第四章 亞斯人社交溝通困難與固著行為的心理歷程

根據《DSM-5精神疾病診斷準則手冊》的定義，亞斯屬於泛自閉症族群，此類群的兩項特徵是：(1)社交溝通困難、(2)固著行為。僅擁有這兩項特徵，卻不至於引起臨床上社交、職業或其他重要領域功能障礙者，醫學上並不列為「症狀」，而僅稱為「特質」。

以下是亞斯的兩項特徵細項：

社交溝通困難：在多重情境中持續有社交溝通及社交互動的缺損，於現在或過去曾有下列表徵：

- 無法產生社會及情緒的互動與連結，包括：非常規的社交接觸、無法一來一往的會話交談、情緒或情感分享不足、無法開啟對話或回應社交互動。
- 無法理解與運用社交互動裡的非語言溝通，包括：無法理解眼神接觸、肢體語言、手勢運用及臉部表情等，語言及非語言的溝通無法整合運用。

●無法發展、維繫及了解一段關係，包括：不能調整行為以符合社會情境需求、難以分享和想像遊戲、交友困難或對同儕沒興趣。

固著：局限、重複的興趣或活動模式，至少兩項表徵以上（範例為闡明之用，非為詳盡範例）：

●刻板模式或重複的動作、使用物件與言語。例如簡單的刻板動作、排列玩具或翻彈東西、仿說、奇異語詞。

●堅持同一性、固著遵循規定、語言及非語言行為的儀式化模式。例如對微小的變化感覺極端困擾、面對情境轉換的調節有困難、僵化思考模式、問候或打招呼的儀式化行為、每天固定路徑或吃相同食物。

●具有在強度或焦點上顯現到不尋常程度的高度局限、固著的興趣。如：強烈依戀於不尋常的物件、過度局限或堅持的興趣。

●對感官輸入訊息反應過強或過低，或是對環境的感官刺激面有不尋常的興趣，例如明顯對疼痛（溫度）的反應淡漠、對特定聲音或材質有不良反應、過度聞或觸摸物件、對光或動作的視覺刺激著迷。

前列特徵的描述是臨床用語，讀起來較為艱澀，若能以本書前三章「情盲」

概念來串連，就能懂其意。亞斯人很難自覺隱形障礙存在，畢竟無論從外觀、語言、需求及認知判斷上都沒有差別，只能從當面人際互動才會發現違和感。「社交溝通困難」和「固著行為」是亞斯人的主要行為特徵，是特質讓他們如此思維與反應，這兩項行為在亞斯的見理系統裡不是障礙，只有處於社交性社會裡才會感覺卡關。

亞斯人很難了解社會人的語言多變性

社交溝通並非只靠語句的字面意義，更多不可見的訊息藏在肢體動作、語調、表情及語句的上下文脈絡裡，例如我們說「眨眼放電」，「眨眼」是肢體動作，而「放電」便是情緒（情感）傳遞的形容，表示對他有興趣。情緒訊息涵蓋了許多非文字所能描述的事，情緒線索讓人們可以共情（empathy），以雷同的情緒感受、揣測對方沒有明說的心理，可以換位思考（想像）在對方位置的焦慮。

社交溝通是環繞著關係場的，要訣是「知道自己的感受、表達自己的需求，同時顧慮對方的感受、了解對方的需求」，當我們看著對方，心裡擔心地問：「你還好嗎？」其實同時傳遞兩類訊息：「知」的方面是你（現實上）發生了什麼事嗎？「情」的方面則是你（主觀上）感受到什麼了嗎？

對方因為感受到我們的關懷，也願意傾吐他的狀況，這便是交流的啟動，是互相的、動態的，像是不同溫度的水對流而平衡，最終合成同一溫度。「交流」會讓彼此感覺「聯繫在一起」，被關心者收到關懷，關心者收到回饋，彼此都有連結感，一加一大於二。

亞斯人情盲，前述的情緒運作都沒有，他們只能以看得見的字面意義溝通，就事論事，情感的事只能直接講，至少他會知道情緒的字面意義。如「我喜歡你」、「喔，我知道了，可是我沒有喜歡你……」後一句就事論事，只有字面溝通，社會人則會有害羞、顧慮、遲疑等情緒反應及人際應對的考量。

亞斯人如果對興趣、情緒或情感理解不足，就會不知道該說什麼，缺乏話題與主動性，只能談「客觀上有目共睹的事」或以「問問題」的形式交談；亞斯人很難了解社會人的語言多變性，無法分辨真話、反話、笑話、場面話或氣話，對焦不同、雞同鴨講，人際界線認知也不同，交流無法發動，無法進一步發展及維繫人際關係。亞斯人若多次在人際場挫敗，還發現「大家都懂，只有我不懂」，他們最後會閃避社交，寧願獨處比較自在。

社會人的心理歷程是認知、情緒及動機三軸產生的立體面，至少有六面意義同步考量，並以情緒為優先決定。亞斯人的情緒軸不能用，所組出來的只有一面而已，且以認知邏輯為優先，產生就事論事、單純等式與二分法的思維。社交系統可以涵蓋較單純的見理系統，但見理系統無法想像社交系統的複雜，兩系統的人若要溝通，較好的場域是在「什麼樣的具體行為」。

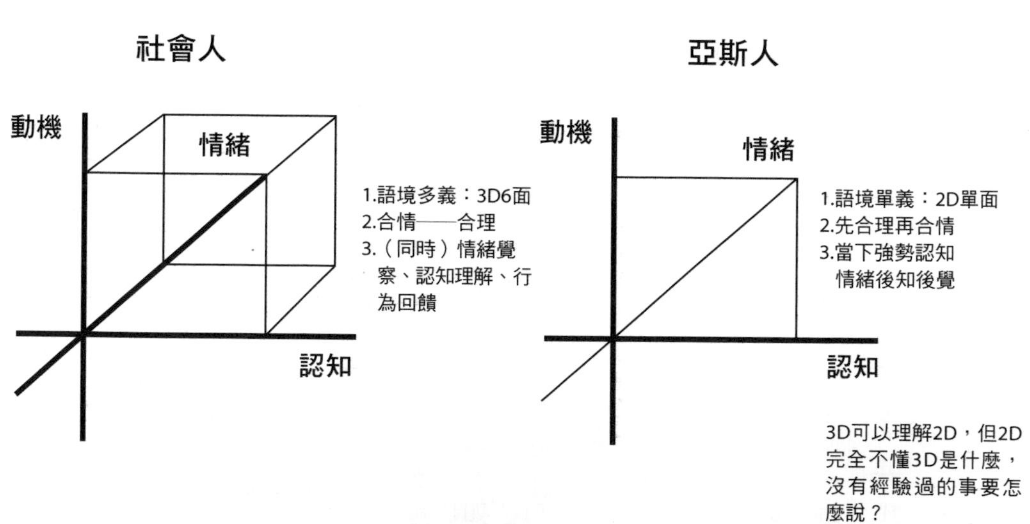

判斷依準：社會人三軸vs.亞斯人兩軸

——彼此溝通是困難的

可以預測與掌握，亞斯人才會安心

亞斯人固著行為的發展有兩種意義：固定結果和安心儀式。當外界什麼事都變化多端、戰戰兢兢時，回到「確保事情一定會這樣發生」的固定行為裡，才能讓自己平靜下來。小嬰兒也喜歡看重複發生的簡單動作，笑得很開心，重複而且一定發生，表示可以預測與掌握，就會安心。

社會人的社交相當複雜，是「參照不同他人」作不同反應，且因關係深淺、情境差異及當下情緒臨機應變，像極了「見人說人話、見鬼說鬼話」，厲害者甚至八面玲瓏、面面俱到。社會人對某件行為的適宜性，視不同情境（家裡或學校）、不同對象（家人或老師）有不同標準，對此亞斯人就會跟不上，個人建構原則雖然可用，但需要他「大量的嘗試錯誤」後才能摸索出規則。而「大量的嘗試錯誤」會伴隨大量挫折感，情緒無處宣洩，這時候怎麼辦呢？固著行為因此誕生，這是自我安撫且回到安全感的行為，亞斯人會找熟悉及可以掌握的事物重複進行，因為每次做都會出現相同結果，才感到安心。

重複熟悉的事物會有安心感，這種儀式並不奇怪，即使一般人在變動的環境待久了，也會想去熟悉的店、點同樣味道的餐、聽老歌、喜歡待在自己的房間……因為這樣做可以讓自己鎮定下來。我自己在青春期時，也常重複玩同一款電動遊戲，對於其中的迷宮、祕寶及魔王行徑早已一清二楚，所有破關程序與結果都能預測，每次都能完美破關，讓我感覺自己厲害（重獲掌握感），並感到平靜安心，重複到弟弟在旁邊說：「哥，這款遊戲玩幾百遍了，你真的很無聊耶。」

「唉！你不懂啦！」我總是這麼回他。

固著行為是亞斯人的自我安撫儀式，學齡前的亞斯喜歡看一個輪子在那裡轉啊轉，輪子一定是原地轉、很穩定，兒童亞斯喜歡火車，因為火車行進時都沿鐵軌走，按時刻表進出，容易預測。「能預測與掌握等於安心」是兒童心理發展原則，誰都適用，只是對兒童亞斯來說，固著行為會占更大比例，因此在教養上提前向兒童說明等下要做什麼、怎麼做、有什麼結果，都能有助提升掌握感。

種瓜不得瓜，亞斯人一定恐慌

固著行為在成長中會發展成複雜的個人習慣，亞斯人一定要按照既定的程序完成，否則他會爭取到底，不善罷干休。

情境一 亞斯孩子排隊等遊戲機台，沒想到卡匣突然發完了，機器停止運作，店員也無法補貨，現場小朋友只好無奈離開，但亞斯孩子不接受此結果，開始大吵大鬧，一定要玩到為止……

情境二 家長原本答應要帶亞斯孩子玩遊戲機台，但臨時有親戚長輩來拜訪，於是告知孩子晚點再去玩，他忍耐了一個下午，等親戚離開後提醒父母兌現承諾，沒想到家長說：「太晚了，現在再去百貨公司可能都關門了，改天再去好不好？」亞斯孩子不接受此結果，開始大吵大鬧，一定要玩到為止……面對這兩個情境，你是否覺得孩子很固執呢？

我想，誰都會固執的，故事裡的孩子經歷了兩件事：「我預期的事沒有發生」與「我要怎麼接受這個現實」。因預期的事沒有發生而有情緒，不只孩子，大人也會鬧性子（如那些沒搶到排隊商品的），差別在後者要怎麼接受已發生的現實。擁有情緒系統的社會人可以調適情緒，例如找信任的人抱怨、尋求安慰，以調整認知上的失落，他知道現實不能改變，等情緒平靜後就找其他方式補償、重新解決問題，雖然是意外，但有其他支撐點幫助他恢復掌握感。

亞斯人的情緒系統無法運用，見理系統是唯一，意外造成認知失調、失序，令人害怕，程序無效對他來說等於失控，也等於失去秩序，如果排隊或乖乖等待也不會有結果，那他還能怎麼做？只剩「哭鬧」控訴不公而已。前面提的情境一是意外，但情境二是人為的，家長明明答應，卻不執行還找理由，甚至仗著權威要他閉嘴，會讓孩子下次不再信任家長。

「固執」心理通常代表要堅守某種秩序、某種原則，沒準則就會恐慌，社會人也會如此，對掌握不到不可見因素的亞斯人更是如此。亞斯人的世界「種瓜就是得瓜，不然就得恐慌」，他必須堅信某個規則以應付生活，如果認知失調、無所依循就會害怕，所以「一定要就是一定要」；尤其情境二更說不過去，明明人為可以控制，為何大人不能信守承諾？

知道之後，就會了解固執己見不是亞斯人故意唱反調，而是亞斯系統的生活觀點，情境一是亞斯人學習面對意外的必要功課，在兒童期我們只能先帶他離開現場，任他發洩情緒，平靜後再仔細說明這些非我們能控制的意外，討論與建構之後若又遇到類似情況該怎麼辦的備案。

至於情境二，則是照顧者的責任，身為家人，如果知道亞斯特質的影響，就要重視承諾與執行，萬一真的不能執行，也必須提前說明、真摯道歉、討論補救措施，千萬不要找理由推託，或反過來怪兒童亞斯小題大作。

小結：善用見理系統的優勢

當我們理解亞斯人「社交溝通困難」與「固著行為」背後的心理歷程後，是不是覺得就跟所有人一樣呢？亞斯人不是白目，不會看臉色，而是看見什麼就說什麼，就事論事，亞斯人不是莫名固執及奇怪行為，而是依賴穩固的秩序與儀式，讓自己安心。特質反應本身無好壞，端看放在什麼樣的環境與目的使用，就我與亞斯相處的經驗，見理系統有三大優勢：

1. **觀察與分析：**觀察線索、細節區辨，解析或發現出某件事物的關鍵點或行為模式。
2. **執行力：**想要的事一定可以完成，解析後會規劃、採用最佳效率方式去做。
3. **專注力：**有興趣的事可以心無旁騖長時間投入，這是發明創造的基礎條件。

社交系統與見理系統是兩套迥異的系統，適用不同情境，因此協助亞斯人的最好方式，並非要求他們社會化，而是讓他善用他的系統截長補短，以正向教養或鼓勵肯定支持他，那些長處就會變成他的個人意象，並以此基礎發展出自己的特色。若亞斯人學社會化，最多也只是角色模仿或扮演，短期應用還可以，長期就會精神耗弱，就像內斂的人無法一直裝活潑一樣，無論什麼特質，還是做自己最好，每個人都一樣。為此，我們應多了解亞斯人的心理世界，選擇適合的輔助工具校正訊息接收，而非矯正他們的心態。

左頁圖為亞斯特質在沒有任何協助下，所發生的連鎖卡關，情盲擋住情緒系統，一路下來右邊影響了社會溝通，變成誤解他人和常被誤解，最後亞斯人只以自我中心觀點解釋一切。左邊是情緒感受的延宕與混亂，影響自我認同和關係經營，最後產生空虛感及孤單感。兒童期或青少年期如果卡關，會視當時身心發展及生活任務而產生不同挫敗，並延續至成人期，因此需要提早發現，才能在這些卡關變成習慣之前介入協助。

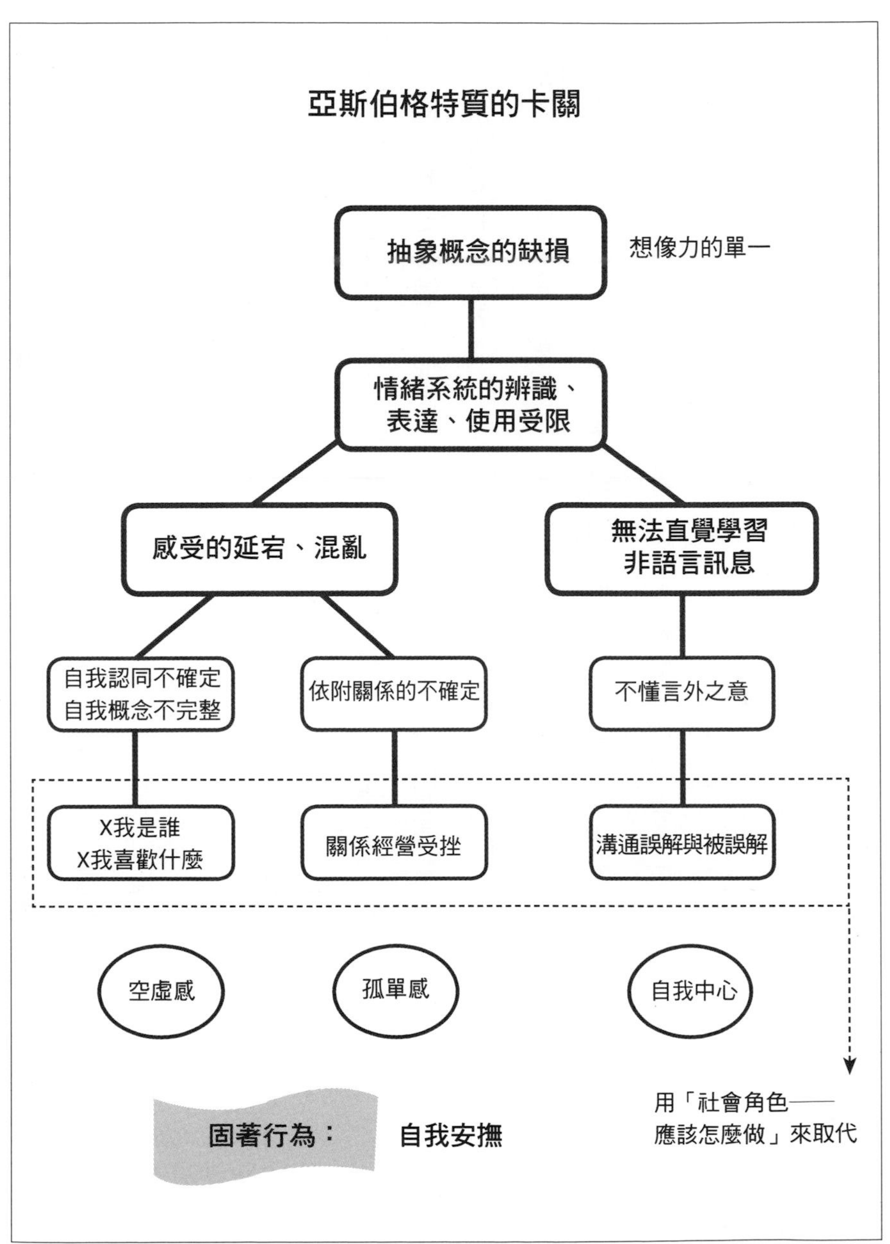
亞斯伯格特質的卡關
抽象概念的缺損
想像力的單一
情緒系統的辨識、
表達、使用受限
感受的延宕、混亂
無法直覺學習
非語言訊息
自我認同不確定
自我概念不完整
依附關係的不確定
不懂言外之意
X我是誰
X我喜歡什麼
關係經營受挫
溝通誤解與被誤解
空虛感
孤單感
自我中心
用「社會角色——
應該怎麼做」來取代
固著行為：
自我安撫

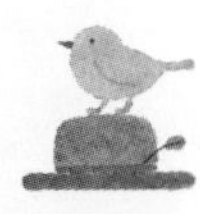

第五章 是如何溝通的問題，不是誰有障礙的問題

歐洲人和亞洲人初次見面，靠著共通的英語溝通。歐洲人禮貌性親臉表示歡迎，亞洲人嫌沒禮貌也嫌髒；亞洲人動手摸歐洲人小孩的頭說：「好可愛喔！」歐洲人馬上抱走，嫌亞洲人沒有禮貌，對兒童不尊重。

同樣都是禮貌，他們用英語向對方解釋自己的善意：「我在向你表示友善咧，你為何不接受？」同時又認為對方胡說八道：「你的行為從我的觀點來說就不是友善，簡直強詞奪理。」最後兩人生氣不相往來。

讀者以第三者觀點及學習到的資訊，來解讀這則故事，是歐洲人與亞洲人彼此誤解，也被誤解的結果。那麼他們為什麼不溝通呢？不溝通，是因為他們都是自我中心觀點，以為自己知道的就是全部，以自己生活的那一套價值觀，去認為別人也是這樣想的，導致善意被誤解為惡意。今天我們能理解「誤解」來自中間有看不見的「文化差異」，文化是一群人長久以來因應生活而產生的共識，因地區、族群不同而有所差異，但以前歐洲人找殖民地時，根本視相異文化為土著觀點，輕視他們是未發展、低文明的人類，我們現在知道不是這樣的，人類應該互相尊重、彼此平等，這是社會改變、教育學習與生活體驗來的。

不同系統在溝通上的隱形障礙

文化差異是看不見的、有隱形的距離，神經系統的影響也是。這讓社會早存在著兩組不同神經迴路所發展出來的兩群人，一群是傳統的社會性動物，稱為「社會人」，他們發展出「社交系統」，以人際關係及情感連結作為活下去的合作手段；另一群人情緒系統先天接錯線，無法辨識而「情盲」，稱為「亞斯人」，他們發展出「見理系統」，以探究萬物之理及邏輯效率，作為活下去的手段。如果在深山等自然環境中，見理系統最能存活，但到了社交性社會就很辛苦，例如不懂「吃虧就是占便宜」的概念。社會人能洞悉他人心意與情境氛圍，推估得知「是不計較得失，日後也能互惠的人情交換」，此共識被學習和應用；亞斯人就難懂了，字面上這句話違反邏輯，好像拿到一個沒有使用說明書的東西，只能自己拆解，得到的結果不一定與社會相同。

人類的「社交系統」與「見理系統」各有所長，前者情緒與認知並用，主導人際關係；後者認知運作獨大，主導物理關係，如果仔細觀察，每個人都存有不同比例的雙系統，以應付不同領域，並非真的二分為社會人或亞斯人族群。世界由社會人與亞斯人共同組成，不過比例懸殊，研究上推估約九比一。社會人創造出各種複雜社會關係、讓群體分工合作，像電腦裡整合不同功能的系統軟體；而亞斯人發覺宇宙真理、創造可控程式，像電腦不斷升級的元件硬體，組合起來讓文明進步。亞斯人在歷史上其實多有成就，最著名的例子是愛因斯坦，發明交流電的特斯拉，以及小說人物福爾摩斯偵探，他們雖不擅長情感，但非常擅用資訊觀察與建構。

然而九比一的懸殊比例，群眾不會刻意理解少數群體，反而稱他們為「怪人」或「天才」（視亞斯人有什麼成就而定）；而亞斯人也不明白自己怎麼了，畢竟社會教育以社交系統（做人道理）為圭臬。

兩種系統在溝通上確實存在著「隱形障礙」，至於多隱形呢？「溝通」這個中文詞大家都懂，但兩套系統產生的溝通概念卻不同，亞斯人認為「我坦誠心中的想法並直言不諱，是對你的尊重，你有權知道全部」；社會人認為溝通是「雙方的心情都要顧慮，說出來沒有幫助的話不用說，說的時候好聽的話比例要高，以免對方聽了受傷」。看出來多麼不同了嗎？兩人都帶著誠意溝通，結果是彼此誤解與被誤解，就像早先歐洲人與亞洲人的溝通障礙，其實是文化差異——看不見卻存在的某物在卡關。

社會人與亞斯人一樣，互相以為對方知道溝通障礙的原因是什麼，事實上是互相不知道卡在哪裡，兩方都盲目的「雙盲」，才導致社會人以為亞斯人有病，而亞斯人以為社會人在欺壓他們，有被害的恐懼。

解決溝通卡關，「翻譯」很重要

要解決這個困境，需要有一個對照，也就是要有「翻譯」居中協調，以雙方都能聽懂的語言與比喻，補充系統間的意義落差。翻譯非常重要，知道原理與意圖，知道系統焦點不同導致關注點不同，彼此沒有惡意，自然就會互相尊重，再進一步找輔助方案互相理解。現在我們進入歐洲，都知道要入境隨俗，不可隨便拍攝兒童、不可以摸頭；歐洲人來到亞洲，如果未經詢問逕自親臉問安，你可以拒絕，因為他不尊重你。

這裡提的「翻譯」倒不一定要有「翻譯員」，而是心中要有緩衝概念，當

「同一訊息」產生誤會時，必須在理解瞬間「修但幾咧」（稍等一下）！然後意識到這是因為有兩個系統存在，且關注點不同所致，需要切換系統翻譯與再思考。不過不要忘記，這只是兩個大群體的比喻，就像歐洲人可以再細分各種語系、文化、次文化，每個人都是獨特的，最終還是要回到你們兩人的溝通上，討論怎麼澄清、如何再解釋的程序，這才是最重要的。人類既存兩套系統，相輔相成，到最後便是「如何溝通的問題」，而不是「誰有障礙的問題」。

本章將重點摘要亞斯人與社會人在生活裡常見的衝突，並指出兩個系統如何事前理解及事後溝通，互助跨越這些差異。既然已經知道是隱形障礙，那麼就要事先預備，以「不能理解」替代「對方是故意的」的溝通說詞。溝通是雙向的，不僅社會人要懂亞斯人的心理歷程及認知運作，亞斯人也要學習社會人的心理歷程及社交運作，不是誰該配合誰的問題，而要共同努力、彼此了解、互相尊重，這才是關係經營之道。

兩個系統的處世比較

兩個系統對「溝通訊息」的接收與處理大不相同，間接導致思考的點和行事習慣也不同，社交系統是情緒、認知資訊共組作整體考量；見理系統則「單純」就事論事，而單純的思考模式也會影響亞斯人的性格，在認識自己及社會反應上趨向簡單明瞭。亞斯特質的表現在兒童期明顯易辨，成長後愈接受社會磨練，愈懂得掩飾而不容易看出來。以下簡述兩個系統，在生活裡常見的衝突與誤解，並做比對。大部分的概念前述章節都提過，這邊會多舉例說明。

人際溝通

1. 亞斯人就事論事：人與事完全分開

朋友問：「我煮的菜好不好吃？」

亞斯人會直接回答：「不好吃。」

亞斯人就事實回答，無法延伸和想像句子裡的「我」，即煮菜的這個人勞動辛苦的過程、分享給對方的心意等不可見的情感資訊，他就事論事，他只是在說「菜不好吃」，沒說朋友不努力或不好心。

同樣一句問話，社會人會回答：「這道菜你一定花了很多時間吧？如果不要那麼鹹的話，其實味道很接近了。」示範的是「三明治說話法：好——壞——好」，真實意見在中段，前後由兩段好話包夾。社會人回話冗長，是因同時回應「情緒腦——對方感受」及「認知腦——物理性的好不好吃」，這便是社交句型，且情緒訊息的重要性遠大於物理性，人際和諧比好不好吃更重要。而跟亞斯人溝通的最好方式是什麼都直接說，他們對人和事是分開評論的。

2. 亞斯人遵守字面意義

那天老闆帶著情緒說：「你最好是這麼做！」

社會人聽了後會參照語調、情緒、眼神、剛剛談話的氣氛，及老闆背後意圖等非語言線索，解釋這句話，進而猜出老闆的意思是「要我最好不要這樣做，這樣做就觸犯他的地雷」，也明白這是抱怨，最好不要頂嘴。

亞斯人不然，直接照字面來理解，認為「照著做是最好的方式」，剛出社會的亞斯人，會照語言的字面意義，對他來說那是客觀、可見的，於是回答：「好喔！」當他真的照做了，卻被說是「白目」，他很生氣：「我明明照你的話做，為什麼你要生氣？不然你為什麼要這樣說？」

社會人的溝通就是這麼多變，情緒附加後，甚至能扭轉字面原來意義，像LINE訊息常用的情緒貼圖，就令亞斯人傷透腦筋，不解其意（除非貼圖上有「字」輔助說明）。跟亞斯人溝通，最好的方式是純文字表達，如使用MAIL作確認。

情緒表現

1. 亞斯人的情緒要透過行為觀察

人都有情緒，在衝突時也會被情緒感染，例如對他謾罵攻擊，本能就會生氣反擊。亞斯人雖受情盲所困，但當然也有情緒表現，關於亞斯人沒有情緒的錯誤迷思，來自他們的臉上較少表情，以及不太表達情緒的印象誤導。亞斯人的情緒會行為化，情緒的反應則有時間差，當下會先「忽略」或「壓抑」無以名狀的情緒雜訊，就算問亞斯人：「怎麼了？」他可能只會說：「我也不清楚。」

以下整理亞斯人情緒表現時可能的原因線索，大部分不與當下情境同步：

●**哭的行為（難過）**：通常聯想到自己所遭遇的負面經驗、過去辛苦及委屈的自憐感受，並非當下情境所引起。

●**罵人、攻擊行為（生氣）**：主要是過度配合別人、被長期誤解或溝通挫折，所引發的怒氣反彈。生氣時會不留情面反擊，氣消了則像沒事一般不影響交情。如果是過去創傷被現實線索勾起的，則會突然爆氣，由於暴怒不被社會樂見，成人亞斯多選擇壓抑怒氣，累積久了會有精神官能症（常見為憂鬱症）。

●**僵住反應（困惑）**：不知所措或不知道如何反應，一種是新環境的資料尚未建構，不知道該怎麼辦；另一種是原有行事程序（固著）被破壞了，沒有準備好替代方案。

●**恐慌反應（害怕、失控）**：不知所措或不知道自己怎麼了，但感受到無法預期的巨大威脅，害怕失控後自己會瓦解，初期為慌張和害怕，後期轉為呼吸急促、心跳加快及身體不適，並有無助感。

情緒自己衝出來，亞斯人不知道怎麼處理，只好自己躲起來靜待情緒風暴消退，兒童亞斯會有衝動行為，且固執一定要怎樣，結果造成更多衝突。

社會人在人際互動上，一般會先感受到對方是善意或不懷好意等情緒印象，接著才進行認知訊息交流（所以會「因人廢言」）。過程若有情緒，事後找朋友抱怨抒發，把所承受的事說出來，情緒就得以緩解，情緒應對會隨經驗與日俱增。

2. 亞斯人的情緒需要解釋才會通

社會人的情緒是主觀價值，情緒先行，由認知在後端做進一步解釋，最後採取理性行動。以買商品為例，社會人說：「我喜歡這個業務員，因為他跟我講電話時很有禮貌，會替客戶著想，即使不買，態度也很好，所以我有需要都盡量找他。」其中「喜歡」是情緒感受，認知會解釋是哪些原因引發感受，而理性決定繼續找這位業務員購買。在此例中，商品好壞不是唯一考量，人際互動反而占很重比例。

若為亞斯見理系統的思維，他的解釋可能是：「我找這位業務員，是因為他的商品實用、價格便宜，所以我有需要都盡量找他。」至於他是否喜歡那位業務員，「喜歡」多是事後解釋套上去的：「因為我常常跟他買，所以算喜歡吧！」感受是事後建構上去的，並非以感覺作依據。

上例是中立的生活事件，如果是強烈負面情緒，亞斯人會直接被卡住，直到被解釋才能頓悟。例如亞斯人在乎「朋友討厭他」，他無法藉由自身情緒，探知出任何原因，也難以想像發生什麼事，若另一個人告訴他：「那個人在嫉妒你啦！」當他得到線索及解釋，想通後情緒就會通了，他會跑去跟朋友再討論上次的事，希望可以解決被討厭的原因。亞斯人的情緒是事後補齊線索再解釋，所以三天前的情緒，可能三天後才會作用。情緒通了，會進資料庫儲存，但沒有情緒修正的回饋歷程，因此無法類推，下次情境細節稍有不同，還是會卡住。

情緒發生後的安撫儀式

社會人的安撫儀式比較多變，多數會直接找信任的人做情感連結，如安撫、擁抱、訴說和陪伴，而亞斯人的自我安撫方式，則是固著儀式。亞斯人並非不與他人親近，而是社交人際多變，對模糊、抽象、多重意義等非具象的形式，亞斯人會小心謹慎、步步為營、超耗精神力，常常還弄巧成拙，因此較少依附他人，才很需要「固定不變的程序」讓他安心、躲藏、休息，重拾掌握感，這是固著儀式的功能，又分為以下兩大類：

● **規則（或程序）——心理空間**

固定的規則與程序，會發生固定結果，能有所預期，心情會比較寬心，不必再緊繃。做自己喜歡的事，得到一定結果與掌握，就是心理空間的休息、恢復。亞斯人的固著儀式非常個人化，有的是吃、有的是運動、有的會重複玩固定的遊戲或玩具。

● **城堡——物理空間**

當不能理解他人或不被理解時，亞斯人需要有安全感的物理空間遠離刺激，在保護自我的城堡裡喘息、以恢復能量。像是自己的房間，可以安然獨處，生人勿近。

把兩者組合起來，「窩在自己的房間玩熟悉的手機遊戲」便是最常見的形態了。若硬要亞斯人改變他的固著，會威脅到他的安全基地，通常會有很強烈的反抗。

兩個系統如何互相溝通

人類需要彼此親近、關係依附、伴侶陪同；亞斯人也是，即使不能用情緒腦表達，他們也需要這份關係，並以另類方式補償維繫。不同系統底下，帶出不同的價值觀與溝通型態，自然在初見面時會選擇是否要當朋友，不合則分開。但如果已經是朋友或伴侶的，卻因為兩者系統不同而頻頻卡關，明明彼此相愛，卻互相受苦，那就要學習溝通，互相調整。

再聲明一次，是如何溝通的問題，而不是特質的障礙問題。進行雙向溝通時，不僅是社會人要懂亞斯人的心理歷程及認知運作，亞斯人也要學習社會人的心理歷程及社交運作才行，「共同努力、彼此了解、互相尊重」永遠是關係經營之道。

1. 事前的理解

理解亞斯人見理系統的要訣，不妨暫時定義亞斯人是「自我中心但不自私」

的人，由於情盲，無法抓取社交訊息，因此在橫向的溝通上，要盡量將所有資訊與影響因素，在同平面全呈現出來（陽光法案——攤開來講），且直話直說（請勿因謙虛而不說），以避免亞斯人進入「自我中心觀點」，避免他僅以自己能夠解釋或臆測的觀點直接定義。

縱向的溝通指的是「時間軸」，避免暗示「過去我對你那麼好，現在你這樣對我……」，因為亞斯人只認知此時此刻的資訊，除非刻意列表說明過去的點點滴滴。有了事前理解，並展現出能理解亞斯人的對話，他們就會多說一點，通常「坦露自己真實想法」是亞斯人信任你的指標。

亞斯人若要理解社會人，第一步要覺察自己的判斷習慣，別兀自認為「他人跟我一樣」的思考模式。天寶·葛蘭汀曾說，她一直以為大家跟她一樣，直到後來發現每人都不同時才嚇一跳。亞斯人可以觀察社會人的樣子，有比較才會知道差異，當發現「對方行事不符邏輯時，鐵定有情緒的因素」，此刻就要發問，補足自己讀不懂的隱形訊息。如果不想發問，就存而不論，接受對方就是這樣，納入已知條件，不要因為驚訝而衝動頻問為什麼，因為問了，保證對方會更生氣。

社會人的信任指標是「坦露內在情感」，諸如喜歡、友善、軟弱……且需要被立即回應，這一點跟亞斯人很不一樣，如果不能回應，那就先傾聽放著吧！

2. 彼此翻譯與確認

社交系統的溝通要訣是「感受自己的情緒，也感受他人的情緒，同時考慮雙方，並做出適切回應」；見理系統則就事論事，關注「事情怎麼做才最好」。兩個系統焦點雖然不同，但通用設計是「行為面」，因此任何溝通最後都要轉向具體作法，包括人、事、時、地、物，怎麼做的細節，以及該行為的量化、頻率。舉例來說，某對夫妻的溝通，先生是亞斯，若要經營婚姻關係，最好的作法是將雙方所認定的「愛」，以具體行為列出：亞斯先生希望每個月太太能跟他回老家一天；而太太想要每個月外出踏青，先生陪她散步閒聊。如此先定義清楚、列表提醒、照表來做，不要覺得這樣的制式作法很好笑，其實很實用。

關係經營初期會比較辛苦，每件事都需要經常翻譯與確認、逐一建構，像是共同經營一家店，兩個不同風格的老闆／伙伴，要慢慢確認彼此的需要與調整（這便是磨合），待這家店的規矩（資料庫）建構夠多，有了程序與習慣後就順暢多了。

3. 互相尊重

知道世界存在兩個系統，有兩種認識社會與經營人際的方式，沒有什麼是唯一或正確的，獨處時可以用自己熟悉的方式，但兩人以上就需要溝通、確認、互相尊重。記住，「愛」是首要，「溝通」是次要，有愛才會想溝通，所以必須溝通時不要逃避，別自我中心、自以為是，若真的卡關，不知道發生什麼事，也要尋求信任的人從旁協助，或找相關專業輔導，這時代很多社會及心理資源，上網一定找得到。

【亞斯人的心理世界】重點提示

一、亞斯特質是先天的，與遺傳有關。亞斯特質不是病，是神經迴路錯置造成，無法解析不可見的情緒訊息，稱之「情盲假說」，後端會影響抽象概念及想像力。

二、情緒發展受阻礙——難以辨識、理解、表達及運用，將導致1.社交溝通的困難，誤解他人，也被誤解；2.自我了解的困難，沒有喜好、難以決定。

三、亞斯人認識世界及人際相處的方式，稱為「見理系統」，「見」是可見之物和具體實例，「理」是道理與因果。亞斯人依這兩項認知作判斷，以認知腦獨立運作為主，出現「事情是事情、交情是交情」的就事論事思維，此系統的優勢是物理關係。

四、亞斯人認識世界的心理歷程是「個人建構」，必須收集資料、歸納整理，組成「認知基模」，才知道如何應對新的人、事、環境，但無法類推及舉一反三。見理系統的解釋，礙於單面向、時間差、缺少情緒訊息，容易造成「自我中心觀點」，以為自己知道的就是全部，這一點跟人際關係的互動與社交系統超不相同，也是造成誤解的根源。

五、亞斯人並非沒有情緒，多以「基本情緒」自動化反應，表現最多的是哭（難過）與生氣。因情盲所礙，情緒來時會先忽略或壓抑，過多時會衝動行為化。情緒大量襲來時，亞斯人的認知腦一樣會當機停擺，像喝醉酒般不知道自己做了什麼，回過神後，通常只能收拾殘局。

六、「固著行為」是亞斯人對世界的不確定感，而產生的固定結果與安撫儀式，亞斯人的內心要確保有秩序與規則，要有物理空間隔開外在刺激才會安心。

七、亞斯人的「情緒系統」與「認知系統」常各自為政，亞斯人的溝通是認知獨立運作，社會人的溝通是情感和認知共用，並以情緒腦為優先，以致社會人面對亞斯人時，常有「缺乏連結、交流」的感受。

八、情緒是變化多端的，亞斯人多希望平靜度日，此時固定與穩定的規則較有幫助。永遠記得「亞斯特質」的意義，他們也想與人親近，卻因溝通系統不同而產生誤解，沒有人天生故意要自閉。

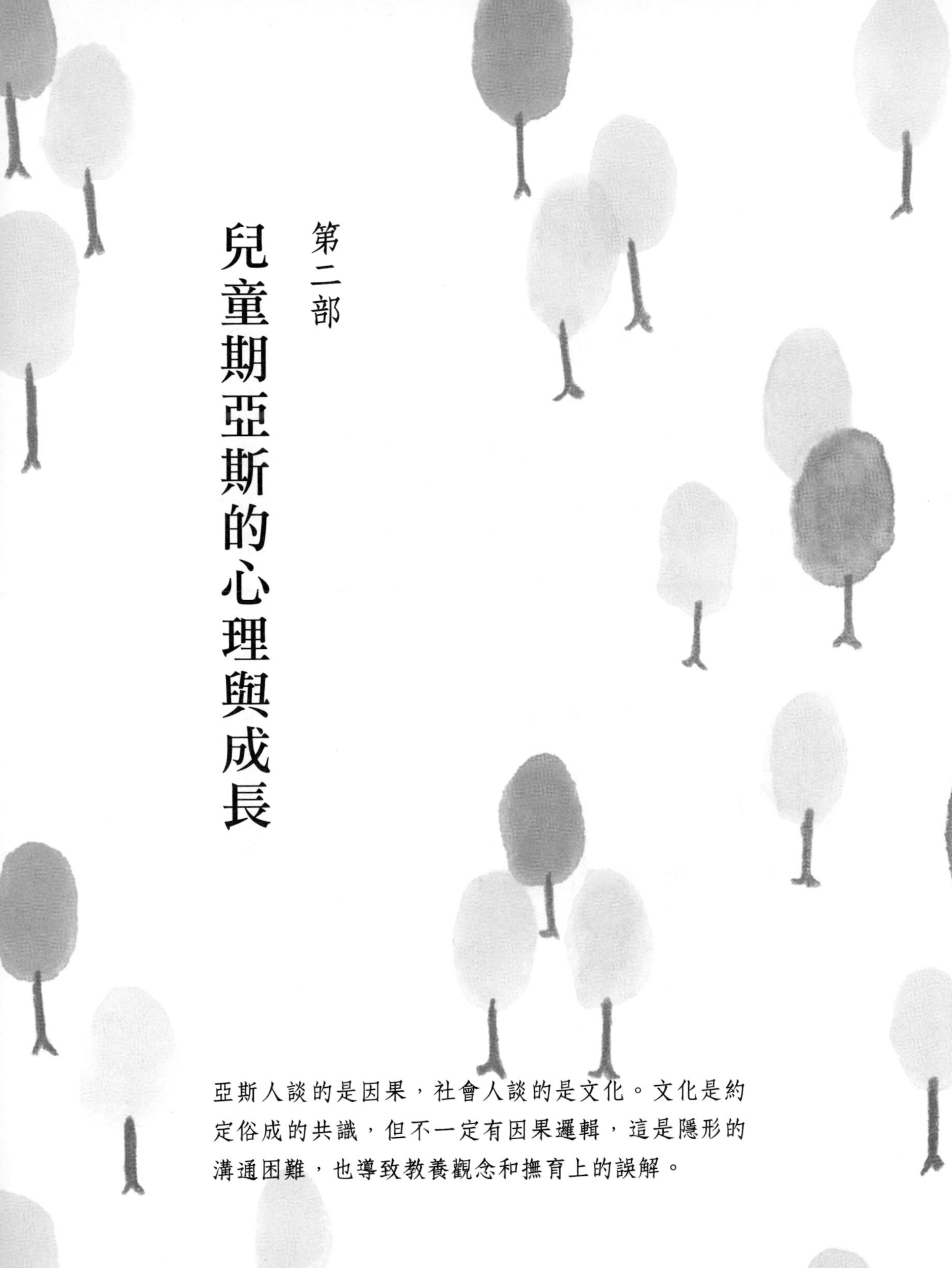

第二部

兒童期亞斯的心理與成長

亞斯人談的是因果，社會人談的是文化。文化是約定俗成的共識，但不一定有因果邏輯，這是隱形的溝通困難，也導致教養觀念和撫育上的誤解。

寫在前面

自國中被確診以來，我從不諱言自身有亞斯伯格症，每當障礙被揭露的時刻，我總是信心滿滿且誠實以對。

「我有亞斯伯格，這屬於自閉症的一種。」通常是我的開場。

「你看起來一點都不像自閉症啊！」則是我最常獲得的答覆。

對於「亞斯伯格」應該是什麼樣子，顯然他們心中有一套自己的標準與想法。這些標準的來源，多半來自於媒體對於亞斯伯格症的論述，也有一部分可能來自於他們接觸過的特教書籍。透過這些資訊，人們拼湊出一套他們心中對於「亞症患者」的想像，卻可能和現實情況相差甚大。

不只一次，年少的我必須和拿著《亞斯伯格症》的母親爭論（幾年後換成了《亞斯伯格症進階手冊》），討論書中的敘述與我自身現實感受的落差。

——摘自蕭上晏〈我不是你以為的那種亞斯——談亞斯人的標籤化現象〉

「你看起來一點都不像亞斯啊！」我也曾對他們說過這樣的話，然而我們不應該只從「自閉」的字面意義去框定亞斯人，亞斯特質引導亞斯人發展一套對世界、對人、事、物的理解規則，但是每個亞斯人的成長背景、性格、被情緒影響的程度，及社會化差異皆不相同，再加上男亞斯與女亞斯的性別特質影響，表現變化的光譜位置繁多，他們就如同你我一般，有著獨一無二的自我。

《與亞斯伯格症快樂共處》一書作者麥可．約翰．卡利（Michael John Carley），其四歲兒子被診斷出亞斯特質，三十六歲的他也得到同樣診斷，經歷了從抗拒到接受的漫長過程，最終作者以自身經驗寫出具體實用的亞斯人生活指南。書中對亞斯人最貼切的形容，是一位五歲小男孩說的：「我的問題，是（情緒）這些接線都搭錯了。」

從本篇開始，將分別描述亞斯人的成長歷程，並以「兒童心理發展」、「性別特質」及「亞斯特質」三軸的角度切入。這三軸皆與生理性相關，在心智未成熟前，生理限制將明顯影響個體處理內外在刺激的識別、判斷和反應行為。在面對兒童亞斯時，請勿只放大「亞斯特質」，別忘了他也是個孩子，有著孩子需求與搗蛋的部分。

毛毛蟲變蝴蝶的兒童期亞斯

亞斯人跟社會人因先天特質影響，導致後天思維系統不同，但人的需求與創造力沒有差別，因此當我們考量「亞斯特質」時，也別忘了「人的發展特性」。兒童期指十二歲以下，最重要的是「正在發展中」，其身心是從雛形到成熟的巨變，程度之大就如毛毛蟲到蝴蝶的變化，其中兩條主線發展是「認知系統」和「情緒系統」，無論社會人或亞斯人，都應該注意兒童期的發展特性：

一、年齡差距

兒童一到兩歲，跟青少年十六到十七歲，雖然都是一年的差異，發展幅度卻差很多。為了生存，未成熟的身心能力會加速進展，例如小學一年級剛學會幾個生字，到了二年級便懂好幾十倍單字，甚至可以閱讀長篇故事，到了三年級常用字則幾乎都認得了。

二、性別特質

這裡的性別特質並非是性別認同，而是神經迴路受性別生理影響，男性特質讓動態視力、體力、冒險、規則化較優勢發展；女性特質則是靜態、色彩、情緒敏感、說話能力等較優勢發展。優勢會引導人們塑造出行為強項，進而影響生活選擇，例如男生多數喜歡運動，女生多數喜歡聊天，並較易從中獲得成就。細節可進一步參考《養男育女調不同》（遠流），以及《性別優勢學習法》（新手父母）兩書，性別特質是因材施教的提醒，關鍵在我們如何以孩子最容易吸收的方式教育他們。

三、自我中心觀點

兒童源於未成熟的情緒與認知，尚無法廣泛理解社會情境，及考量他人情緒，視野與格局比較窄，很容易產生「我以為我所知道的就是全部」，然後就下判斷，這並非一般所說的自私，而是「還不知道有其他觀點和選項」的自我中心。

四、期待被照顧者肯定

兒童與照顧者的關係非常重要，發展過程要有對象回應，情緒系統需要安全依附，認知系統需要楷模示範。如果他模仿成功，得到肯定，就會繼續做得更好，也會主動思考如何更精進；如果模仿失敗，正向回饋再教就好，讓他知道下一次怎麼修正。期待孩子做自己很重要，他們要有被期待的感受與發揮的自主空間，才會產生成長動力。

五、具體的教育與引導，並以理服人

教育兒童時，必須考量他們未成熟的心理，能接收的訊息種類、比喻有限，例如社會常訓示「要當個乖孩子」，對兒童來說非常抽象；提醒他們「不要學壞」，也讓孩子留下滿臉問號。教育與引導孩子時，必須以具體可見物敘述，例如怎麼教育幼兒園兒童什麼是「時間」，由於時間觀念抽象不容易懂，孩子也看不懂時鐘，該如何解釋「時間」呢？幼兒園老師是這麼教的：「餐袋裡有三個便當盒，是早餐、午餐、點心用，都拿出來用過後，就到放學時間了。」是不是清楚明瞭？過程中的「理」，即所謂的因果關係，愈明確愈好。

以輔助方式補足孩子欠缺的，才是有效教養

關注兒童心理特性，是提醒我們不要以成人觀點，去要求兒童做那些他根本還沒發展、無從理解和選擇的事。最有效的教養，是理解兒童特性後，以輔助方式補足他所欠缺的，例如盡可能提供因果資訊及角色互換，向兒童說明不可亂拿東西：「如果對方沒有問你，就幫你做決定了，你會怎麼想。」以不同角度看待兒童，成人就不會只是「守衛」，總在防止他脫序和搗蛋，而是扮演傳道、解惑

的師傅角色，帶著他練習解決問題。

對兒童亞斯要注意「情盲」阻斷了情緒系統的發展，也要留意兒童心理發展及性別特質的特性，這三項心理特徵必須同時考慮，才能解析孩子多樣化行為和背後的心理需要，而非認為都是亞斯惹的禍。

本篇開始將以「志明」與「春嬌」兩個模擬角色，代表男亞斯與女亞斯，分別闡述：1.成長故事與困境；2.亞斯心理歷程與解釋；3.社會人會怎麼做（對照用，不建議按此法教育兒童亞斯，只會讓彼此更挫折）；4.具體協助策略。盼能給讀者進一步的想像和思考。

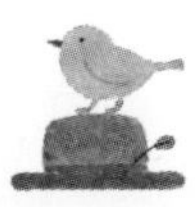

第六章 學齡前的亞斯

A欠缺「感覺統合」的志明

故事：志明以頭撞牆

志明兩歲時，就像一般小男孩有自己的玩具庫，在那堆玩具裡，他的最愛是「黃色跑車」——能握在手裡的火柴小汽車。志明平常都把它抓在手裡，出門的時候帶著，睡覺時也陪伴著他。

有一天，就像一般孩子那樣沒記性，那台車不知道跑去哪裡了。父母跟志明一起找，翻箱倒櫃還是找不到。十分鐘過去，志明心急如焚，大吼大叫一直問：「小車車去哪裡了？」哭倒在地、不住打滾，其他玩具都被他丟來丟去。

母親溫柔地安撫沒有用，父親嚴肅地說：「可以了，我們再去買一台。」但沒有用，志明繼續哭鬧。突然，他用頭撞牆，大家都嚇壞了。父親阻止志明，但他奮力掙脫，繼續撞頭，甚至躲到桌子底下繼續撞，而且「很大力」。此後，志明有情緒就以頭撞牆。

志明突然的怪異行為，不像一般孩子，他沒有明確訴求，不是要父母替他做什麼就會停，也幾乎不表達，給予安慰也沒什麼回應，兇他、打他也沒有效果。志明好像陷入某種狀態（自己的世界），直到情緒冷卻自己停下來。

亞斯心理歷程與解釋：欠缺感覺統合

志明的怪異反應，源於亞斯特質因情盲導致的「缺乏感覺統合」（也包括後續的肢體不協調、運動表現不佳）。簡單說，是孩子感受不舒服、不協調及情緒雜訊而產生的混亂，他無法理解車子遺失後的種種感覺，又宣洩不出，也無法接受他人給的安撫，有苦說不出，吼叫只是要趕走它。

有苦說不出，只能用行為表達不適

因為「頭腦無法解析也無法說出」，只能用行為表達不適，為了甩掉腦袋裡這個不知名之物，有人會撞牆、自己打自己的頭、咬手臂，以為做些什麼可以控制，但比較像是用痛覺蓋過不協調感。成人偶爾也會這樣，若身體裡突然有大量且不明的痠痛，我們也會下意識用力敲打那塊肌肉，以為可舒緩。

泛自閉症兒童會不停大哭大鬧、發出怪聲，都表示他正在不安、困惑、害怕，他們的「困惑、混亂」變成「恐慌」。「恐慌」一詞是不知道自己發生了什麼事，也不知道可以怎麼辦，停不下來，絕不是任性、故意、講不聽，更不是來報復照顧者的。

社會人的作法：以「本能學習」統合內外在感受

社會人的情緒系統是本能學習，兒童期即使未完全成熟，也能以喜怒哀樂滿足和宣洩，並與神經連結發展出可操作的行為趨吉避凶，如不舒服就走開、天熱了脫掉衣服。情緒本能甚至能區辨大人喜歡或不喜歡的反應，並依此判斷「可做（獲得肯定）」或「不可做（避免被罵）」的社交性學習，間接學習社會規範。兒童並非真懂規範用意，但情緒本能會自動趨避不好的事，也能以情緒影響大人反應，如「吵鬧就有糖吃」的目的性。

兒童在語言使用未精準前，情緒也可以代替溝通，例如受傷後，不同程度的哭泣代表痛或難過，呼喚照顧者安慰「乖，痛痛飛走了」，並經由語調、動作表示「我們正在承接你的難受」。兒童的情緒有人承接，獲得安心和安慰，在情緒被說出與被照顧的過程中，也刺激了情緒系統的模仿和學習，並成為自己可用的工具。

具體協助策略：比亞斯還了解亞斯

兒童亞斯將比社會人兒童更難表達自己處在什麼狀態下，照顧者必須比亞斯還了解亞斯，才能搶先一步做協助的設計。

一、平時要允許固著行為

固著行為是有秩序、能預測的穩定儀式，兒童亞斯玩輪子而不玩車子，因為輪子的玩法比亂跑的車子更好掌握；同理，有軌道、有固定班次的火車也同樣令他著迷。每個孩子都有專屬儀式，穩定自己對未知世界的忐忑不安，因此平時應開放某些時間允許他的固著行為，即使怪異也無妨。除非此行為影響他人，那就轉移到適合環境再繼續，而不是嚴格禁止他做。

二、陪伴他，不一定要做什麼，待在他的視線裡默默守護

當兒童亞斯處於感覺無法統合狀態，因為束手無策，他確實是痛苦的，又因為亞斯特質，處於外部世界的我們也插不上手，此時就算拍拍他、抱抱他，說些安慰的話，都可能增加他無法統合的外部感覺，反而幫倒忙。若直接「斥責孩子不准這麼做」或「以蠻力禁止」則更有反效果。

在發作期，真的只剩「讓他跟自己作戰」了。我們能做的，是阻止自己做多餘的反應，然後帶他到安靜、安全，不干擾人也不被干擾的地方，在沒有立即危險下，待在他看得見的身邊默默守護，靜待孩子的情緒風暴過去。

所幸感覺統合這件事會隨著年齡發展逐步整合，之後會愈來愈好，有些亞斯在成人後運動能力反而超強。

三、協助步驟

1. **先成為孩子的反應器：**在兒童亞斯累積的情緒發作前，先一步避免可能讓他不舒服的原因，例如「事先預警是否會有預期外的事」、「替他澄清是否被誤

解，被卡住講不出來」、「檢查是否周遭環境令他困惑」、「回想是否某物觸發令他不愉快的過去經驗」……針對這幾類，就以亞斯人需要「事前預知」與「詳細資訊」的觀點來想，幫他提早準備或事後解釋，減少恐慌機會。

2. 還是要修正無效的壞習慣：想要調整易受傷或違反法紀的固著行為，需先等孩子完全平靜下來，再告知「如何停止不好的行為」並「改用新的方式」。修正無效的壞習慣，是提供有相同效果，但更適切的新行為示範，因此了解兒童行為的目的很重要。天寶．葛蘭汀將兒童莫名行為的背後動機歸於以下三種：無法溝通的挫折、引起注意力、逃避不想做的事。行為改正時，可搭配心理學的「行為制約」先滿足動機，再誇獎孩子做得好的部分，給予獎勵，例如他喜歡吃的點心或糖果，並鼓勵新行為持續發生。

3. 準備「城堡」：所謂「城堡」就是孩子能平復情緒的地方。在家或在校都可以事先準備一個安全、安靜與熟悉的物理空間，讓兒童亞斯在那兒靜待情緒消去（情緒強度像氣球，會自然消風）。例如一個角落、房間或專屬紙箱，主要是隔絕他人眼光，遠離人群，此時也要有人陪同，安靜地守護孩子，直到他平復為止。

4. 了解「早療」：感覺未統合的反應若頻率太多，父母必須警覺並及早就醫評估，目前醫院都能安排早期療育課，以遊戲方式練習感官刺激，協助孩子統合感覺，一般來説愈早開始療育課程，效果愈好。另外也有給照顧者的訓練課程，讓照顧者發想與設計如何引導孩子。

兒童亞斯可能會有感官敏感，因而抗拒生活中各類必需品的接觸，如感冒不願戴口罩，這些都需要照顧者個別化設計，透過引誘、鼓勵、説明、具體步驟，從小小步驟試著減低敏感，例如先輕觸臉頰或在耳朵上掛繩子，撐幾秒鐘就給肯定，直到孩子願意嘗試為止。為了讓兒童亞斯順利融入學習環境，晚讀一年或五歲之後再上幼兒園都沒關係，讓生理成熟一點再進校園，可以避免挑戰一下子太多，造成適應不良。

兒童期亞斯會出現的各種困難與各式訓練，建議上網搜尋相關知識及亞斯社團，很多過來人家長都會分享更實用的策略。

B「自學」的春嬌

故事：早熟的春嬌？

春嬌是很聰明的孩子，才幼兒園大班就很會說話，也很愛學習，想要知道事情是怎麼回事，就自己閱讀繪本。春嬌學習進度超快，老師講課她覺得無聊，無事可做就會東晃西晃，常常因不專心被處罰，差點被誤認過動。後來老師允許她在課上自修看書，在安親班擔任改作業的小幫手，才減少了她的躁動。

春嬌講話聰慧，喜歡和大人對談，讓人覺得她早熟聰明，可是大人不懂春嬌為何不守規矩，也沒有朋友？這樣性格的人應該要受歡迎，春嬌卻總是一個人獨來獨往。老師的煩惱還有：春嬌常「頂撞」老師，老師要她上課安靜坐好、要聽話，她回話的理由卻讓老師惱羞成怒；玩具分享日時，春嬌常不顧同學意願「搶走」玩具，說是「借」；有人太靠近她時，不舒服不會表達而直接動手「推人」……

春嬌闖禍後，被隔離到空辦公室待一節課，她沒有反省，還拿起辦公室電話，假裝是老師撥手機給媽媽，開心地說：「哈囉，猜猜我在哪裡？」

春嬌的媽媽覺得無奈，到底孩子是怎麼想的？為何不乖乖地配合學校，是裝傻還是真不懂啊？

亞斯心理歷程與解釋：以認知系統自學

「早熟」是個容易被誤解的詞，兒童身心狀態不可能大幅度提前成熟，通常只是「某項能力」優於其他人而已。例如有的人很快學會打鼓並表演、有的是小小足球員、有的擅長學習……早熟只是某項能力有天賦的表象。亞斯的認知發展彌補情盲影響，他專注地透過文字和書籍認識世界，看起來像早熟。

認知能力早熟，彌補情盲影響

兒童亞斯透過「可見的資訊」認識世界、掌握環境，「文字」有明確指涉，並和閱讀、語言成一套系統。春嬌的閱讀與說話，是認知面補償的天賦，容易讓大人以為她早熟，其實沒有；不可見的社交訊息仍令她非常困惑，溝通僅限於「字面意義」，言外之意及委婉告知她都不懂。女性特質的語言表達較佳，會掩蓋情盲影響，於是她們被誤解——既然聰明，不可能不知道規矩，為何還要故意作亂？

文字與語言的早熟有個別差異，並不是每個兒童亞斯都擅長閱讀與說話，有的會合併閱讀障礙，有的是「口吃」（思想太快或矛盾，口語表達跟不上），男生則普遍語言發展較慢。但就算不用語言文字，亞斯兒童也有一套自學方式，這套經由觀察找出事物關聯性的方法，稱為「流體智力」，指能在混亂中摸索到規律，能從表面上無關的事物，推理出連結性。

亞斯人擅長物理性關係，而不是人際關係，跟他說話的活人，無法像研究書本一樣準確定義，自然抓不到準則而不知所措。混亂常是亞斯人在人際場的感受，只好靠認知與知識抓取秩序，趕走混亂；因此他可以說得頭頭是道，但團體裡沒有人感興趣，所以春嬌才喜歡與大人攀談，希望從大人這邊得到更多知識性的討論。

社會人的作法：情緒與認知的雙軸學習

社會人兒童的學習是雙軸的，一方面從「情緒本能」間接學習社會規範，雖然他不一定懂，但是情緒可幫忙分辨非語文類的訊息溝通，例如父母生氣時說反話：「好哇，你試試看啊！」此時「情緒腦」會偵測到生氣，而忽略字面意義，他會直覺「不要去做那件事」；一方面也從「認知腦」學習因果，分辨父母何時說反話，何時是認真的。

我們從下圖可以看到X社會人的神經連結，從內部理解情緒，除認知與情緒系統組合共用外，還能藉由外在表現（即「行為效果」）修正回饋。簡單的，如內在感覺熱，可藉外在脫外套等有效動作，減少熱的感覺；複雜的，如感覺對方難受，會做出安撫回應，並發現對方喜歡握著手大於拍拍肩，便下次改進，是一個循環回饋系統。

Y的亞斯人則由外部連結，先做了才知道效果，是不循環的單線推進。

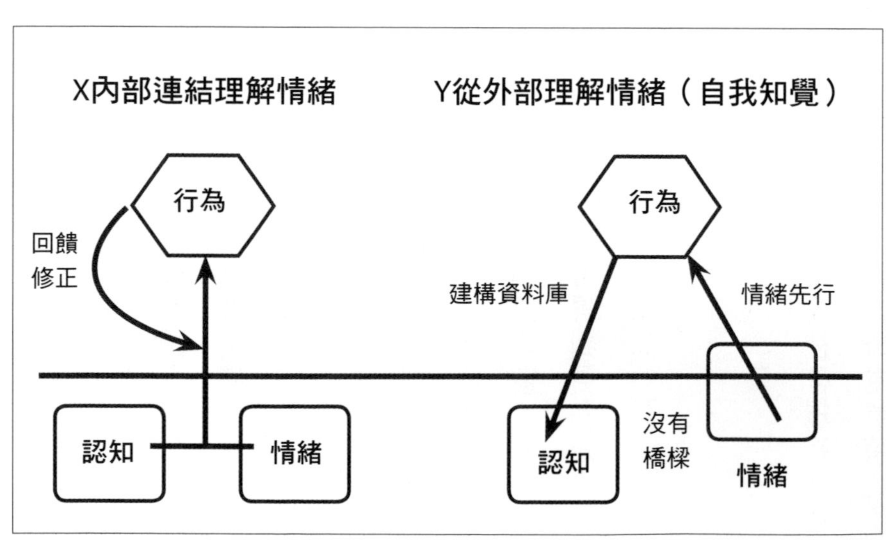

具體協助策略：從學習原理設計教案

兒童期的學習，無論是亞斯人或社會人，都受限於身心未成熟與心理工具受限，因此兩系統學習原理相同，教導時不能太複雜、太抽象。引導兒童順利學習的方式有：

一、不是先罵，而是先探討「不適切行為」出現的功能和意義

兒童不善表達，通常是行為出現後，我們才知道他想要的是什麼，表示「行為都有其功能」。故事中春嬌「頂撞」老師、「搶走」玩具及「推人」等不適切行為，應先探討背後的動機，而不是先責罵她。因為「罵」伴隨著怒氣與指責，論定孩子做錯事，如果只吼叫：「再犯就打！」那麼她不但心理受傷，同時因為不能理解因果，往後仍會再犯。

兒童是自我中心觀點，見樹不見林，經過引導式詢問，才會知道當時他在想什麼？以及認為會有什麼結果？例如「頂撞」被認為是小孩對大人不尊重及沒禮貌，現實上，大人也常不講道理又沒有禮貌，卻一點也不會怎樣，面對這種不合

理的情況，孩子會質疑：「為什麼大人可以，我不行？」有的家長會說：「你要尊重長輩。」面子問題對孩子來說更無意義。社會文化的共識和習以為常，不能套用在兒童亞斯身上，以身作則、標準清楚才有效果。

二、教導三原則

1. 因果說明

老師要春嬌「上課安靜坐好、要聽話」，這類沒有前因後果的句子，對兒童亞斯就不太有效果。照顧者應完整解釋因果關聯，說明上課專心聽講，才能學到東西，以及日後生活上哪些機會需要實際操作，所以必須認真學習。

倘若春嬌反應：「可是我都會了啊！」那照顧者要繼續以因果邏輯說明下去：「可是妳不能干擾別人上課，因為他們還不會。如果不要干擾到別人，妳上課時能做些什麼事呢？」

這類討論是因果對應及問題解決，照顧者聆聽孩子的理由，並允許孩子選擇替代方案，目的清楚、方法明確，教導時也要平心靜氣，就事論事。「搶走」玩具及「推人」事件也同樣比照處理，可先由家長帶討論，澄清「妳的借」是如何變成

「他的被搶」，下次又可以怎麼做，約定好新行為的調整，而且有相同效果。

2. 具體行動方案

替代方案或新的行為，在傳達時必須要具體可行，有兩類句型可以增加孩子的理解，一是「具體實例」：如在「搶走」玩具事件上，可運用「故事繪本」，以視覺畫面、社會腳本及好的結局預測，講述分享和輪流玩的規則；二是「具體指示」：句子要包含「動作指令」及「時間指令」，如：「在玩具分享時間，妳可以跟同學交換手上玩具，每十分鐘互換。」指令動作可以在家示範一遍，記得要多練習，新行為才容易出現。

3. 正向期待與鼓勵

照顧者對孩子要有比「不要出錯就好」更多一些的「正向期待」，期待他能完成某種程度的信心，這不是強迫，期待是強而有力的動機連結，雖然兒童亞斯無法回應他有什麼感受，但情感仍會進入心裡生根，孩子想被肯定就會去做。一旦孩子做到一點點成果，就要焦點放大、口語肯定，他才會知道父母正在看著自己。

期待孩子後，同時也要當他的好隊友從旁協助、完成目標，不要自己跑去當大魔王。

三、TEACCH（結構化教學法）

結構化教學法一九六〇年在美國創立，主要針對泛自閉症孩子進行療育，不認為泛自閉特質必須尋求治療或克服，而是接受孩子的弱點，結合孩子及家人間的整體需求，利用時間與空間的概念，以「通用設計」協助孩子理解世界、建立自信及生活適應。

(1)視覺化提醒：依據孩子的認知能力，改變周圍的狀況及資訊意義，將待做事情化為眼睛可見的狀態，以視覺化學習，例如設計動作圖卡，擺在對的位置，讓他一眼看懂做該做的事。例如：在鞋櫃上他的位置放「整齊擺好」的提醒圖卡，協助養成隨手放好鞋子的習慣。

(2)活動行程表：行程內容結構化，事前告知孩子待做行為目的、在什麼時間做、做的步驟及預期結果，減少他對未來無法預測的不安。如學校的功課表，便是結構化的校園生活安排。

(3)動作流程表：主要是生活技能的說明，先教學、示範，再以連續圖卡做提醒，例如以「說明書」的概念，以圖卡教導每個步驟，提示孩子練習正確步驟刷牙。

(4)工作系統的設計：結合前三項靈活運用，淺顯易懂地標明什麼事情應該做到什麼程度，例如：課本按順序先排列好，寫到哪兒用標籤紙貼好，在書桌前完成，並設定計時器，每寫多久及休息多久，好像給機器人輸入程式一樣，這些瑣碎安排是針對泛自閉特性設計，協助孩子完成生活任務，累積成就與自信。有興趣的讀者可參閱《理解發展障礙孩子的心》一書的圖文介紹。

四、有趣化且大量練習

一般人很難想像「情緒」在學習上扮演什麼角色，其實它相當關鍵，因為要有喜歡、樂在其中等情緒動機，才能跨越單調枯燥的重複練習。例如跑馬拉松，一定要能體會長跑的樂趣與目的，加上適切的方式維持練習才行。

訓練兒童亞斯時，因果說明是讓他「服理」，行動方案是讓他「知道怎麼做」，正向期待是「鼓勵他去做」。然而新行為的養成，不是腦袋想通就好，羅馬不是一天造成，新行為一開始的挫折，甚至會讓孩子情緒暴走，不想再學。多次練習才是培養新行為的基本功，學新東西練習幾十、幾百次是正常的。

讓我們來看看教練如何訓練馬拉松選手？

教練與選手長時間且密集地一起生活，利用各式情境即時訓練，針對單一目標專注練習。教練是老師，也是生活上的照顧者，因果說明、行動方案、正向鼓勵，並安排有趣的、挑戰式的任務目標，事後平靜地堅持選手改進缺點。如果有一點成就，大量鼓勵和肯定，直到選手養成習慣。

五、從喜好延伸與激勵學習

多數兒童亞斯會固守領域，只重複舊行為，但這對神經系統的發展並不好，此時，我們可從兒童亞斯原本的特殊喜好，延伸新領域並鼓勵嘗試，例如從他對火車的喜愛切入，把火車這個主題帶入不同科目，如延伸至鐵路發展的歷史，或以火車班次與時間出數學題，也可以討論古今火車所使用的各種能量與物理學……此外，讓孩子習慣閱讀也是一個好方法，從他們喜歡的題材下手，例如小說《哈利波特》。

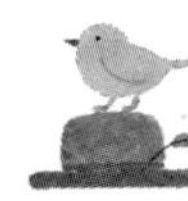

第七章　國小期亞斯

A志明的「自我中心觀點」

故事：說謊與偷竊，志明是問題兒童？

剛入學第一個月，志明不太適應新環境，常哭鬧不停，導師只好通知志明父母帶回家休息。後來某次國語課，志明抓到學習訣竅，屢拿到好成績，被老師及父母大力誇讚，他很有成就感，之後在校就一直很順利，課業也是前三名。

到了中年級，志明父母為了讓志明有玩伴，帶他去打坊間流行的寶可夢機台，每兩天放學後固定玩，算是在校安分學習的獎勵。志明對神奇寶貝的知識如數家珍，他是「遊戲萬事通」，班上男同學主動找他問祕訣，自然打成一片。心情穩定加上生活規律，志明成績一直保持中上。

小學五年級，志明跟著一群哥兒們玩，他們常作弄班上落單的人，也會嚇女生，跟老師作對。志明功課逐漸退步，神奇寶貝也不太玩了，改跟哥兒們玩下載的手機遊戲，吵著要買點數。後來，志明父母接到老師打來的電話，監視器錄到志明在電腦教室拿走放在抽屜裡的錢，又說謊否認，跟導師吵了起來。他們查問志明許久，他都不回應，最後猜想志明應該是想要買手機、玩遊戲。

面對志明的改變，志明父母很不安，他們非常困惑中低年級還乖乖的志明怎麼變調了；如果志明要手機，買當然可以，可是他能控制嗎？會不會沉迷得更厲害？

亞斯心理歷程與解釋：自我中心觀點及不懂界線

讀書的意義是什麼？我想很少人這樣問，基礎教育是為了生活所需，進階的職業或專業訓練則是社會分工與生存適應，但對於兒童，這些未來都很遙遠，告誡他「讀好書，長大就會有好工作」是抽象無意義的句子。孩子能繼續讀書及遵守規矩，主要是源於情緒腦想獲得他人肯定，加上群體玩樂的情感回饋，因此上學最吸引他的，是和同學一起玩，或好表現被肯定。

學習要有實用性才有意義

對亞斯人而言，情盲阻斷了和同儕的情感交流（交流時僅認知訊息，不過他們也喜歡這樣），缺乏換位思考，以致發展出以自己所知的觀點（自我中心）理解世界，並以生活的「好奇性」和「實用性」為主，而非「趣味性」。讀書學習這件事，必須要有清楚的因果關係，加上成效回饋，對亞斯人才有意義；而有意義的事他才會去做。讀書和工作的未來性，讀者可參閱《我們為什麼要讀書？為什麼要工作？》圖文書，透過親子共讀，讓孩子對未來有具體想像。

抓不到行為界線

「什麼事情可以做，什麼事情不能做」是行為界線的學習，但對兒童亞斯來說，情盲讓他不知道別人何以不悅，又因自我中心觀點，焦點僅在計算達成目的的有效行為，而欠缺想像超過界線導致的可能結果。例如有兒童亞斯把文具費拿去買糖果，再騙老師說文具費遺失了，另外跟別人借錢買文具。這是有效滿足吃糖的聰明策略，但缺少對錯界線及他人感受的考量。

志明後半段的變化，大概是模仿他人行為，誤打誤撞發現了有效又有趣的規則漏洞，又在團體鼓噪下，演變成習慣行為。亞斯人可能將說謊、偷竊，視為一種在生活裡自得其樂的工具，而不是侵犯他人的惡意。亞斯成人後，反而討厭說謊、堅持一致性，因為對他們來說，想得到的東西可以自己賺，人際關係才是困擾。孩子表面品行偏差，有的父母情緒非常激動，以為用力打罵可以遏止行為，其實對兒童亞斯效果不大，有可能下次他會更精進，盡力不要被抓到，或者過於害怕而變得退縮。

不知道他人界線的亞斯，有時會下意識地測試他人極限，先故意惹對方生氣，以便記下引爆對方的細節，抓取對方容忍的界線。這是亞斯無法運用想像力而發展的「實驗」手法，試了才知道。靠實際操作和眼見為憑，才能信服結果並記下來，放入資料庫，下次相處才能辨識與避免，這是「建構歷程」。不過這樣做的代價很高，對方多數會認為他是故意的，直接絕交，沒有下次。

社會人會怎麼做：模仿與認同

對兒童來說，上學最吸引他的，是與同學一起玩，或有好表現被師長肯定。上學最重要的是下課時間，若沒有朋友會相當無聊，對男生而言，所謂「友誼」就是哥兒們一起做一件事，有相同目標；男生團體位階明顯，通常個頭大、成績好的人會成為領導者，並藉互相模仿而鞏固團體認同。例如孩子會從學校學一些新名詞回來，小朋友經常掛在嘴上的「母湯喔」，大概知道要用在「不要吧」的場合，但對於字義往往不甚理解。

社會人如何知道行為界線？主要還是從「情緒線索」獲悉。當他人不悅時，情緒先行警覺，記錄此行為不能做，因為他記下的是「怒氣」，而不是因果，總之先暫停反應，以免對方大爆炸。至於對方為什麼生氣？事後有機會再問也沒關係。孩子有時會衝撞大人的底線，試試看是真是假，若發現大人只是虛張聲勢，那麼他們也會玩假哭、假懺悔的情緒扮演遊戲。

具體協助策略：規則的穩定性

兒童亞斯的友誼定義與社會人不同，比較接近男生版「一起做一件事就算」或「合則來，不合則去」，較少情感交流和互相回饋；但也有活潑外向的亞斯，雖然自我中心觀點，卻讓他成為有主見的領導者，個別差異很大。教導亞斯行為界線和社會規則愈早愈好，避免他們自行建構利己的行事習慣，卻與班上同學格格不入。在家裡可以共同討論與策定家庭規則，在社會、學校的規矩則靠因果說明，若兒童亞斯不想遵守，先尊重他的選擇，但讓他自行承受後果再修正。

一、「種瓜得瓜」的教育模式

有些兒童亞斯會出現不適當或不符社會期待的行為，我遇過有的不願在馬桶小便，硬要上在洗手檯及路邊；有的偷走親戚平板電腦，玩完之後還毀屍滅跡掩蓋證據；有的踢路邊車門好玩，被車主抓到……這些行為以男孩亞斯居多。管教時，光打罵是沒有用的，不但造成親子關係緊張，也只會氣死照顧者，而兒童亞斯行為依舊，因為他仍不懂不對的點在哪裡。

模式有以下三個關鍵：因果解釋、人際界線與後果自負。

因果解釋：在談社會規矩與物權概念時，可以談法律權利的因果解釋，以「法律小教室」解釋「為什麼不能這麼做」或「為什麼要遵守這些」，以及「當你這麼做之後，會有怎樣的後果」。

法律是人們保護彼此的最低共識，例如若偷走或破壞別人的東西，在法律上是偷竊或損毀罪，必須親自道歉，請對方原諒，還要賠償（用自己的零用錢）。上廁所之所以要在固定地方，一方面避免臭味，另一方面可以進地下汙水系統排掉；如果隨地便溺，不但滋生髒亂及細菌，也會被檢舉罰款，最後還要自己清洗乾淨。

盡量告訴他所有資訊，若年紀太小，就舉淺白的具體實例或使用繪本故事，讓他知道後果及責任，再選擇要不要做。

人際界線：人際界線可以解釋為隱形的法律共識，也在保護彼此，例如人際互動中「每個人都有不想被怎樣的尊重權」，所以肢體碰觸、不想聽不喜歡的話、被誤解等，可譬喻為「每個人都有地雷」，誤踩就會爆炸，不一定能彌補；而每個人的地雷其來有自，因此要個別收集資訊與小心對待（在兒童期，照顧者要幫忙收集）。

亞斯知道人際界線後反而有安全感，才不會老是在團體內動輒得咎，被罵或被排斥。人際界線的說明比較複雜，只能遇上了再教（機會教育），無法「類推」，甲朋友就要建立甲朋友的資料庫，乙朋友則是另一資料庫，無法通用。

後果自負：儘管說明了選擇前的所有資訊與責任，亞斯經常還是想自己驗證一次看看，堅持要看見過程、體驗後果才要相信，這沒關係，只要不危險，請給予自由讓他去嘗試錯誤；但既然選擇了，就要自己「收拾殘局」和「接受後果」。做為照顧者只能旁觀、指示、注意著，不插手幫忙。不過危險的事不能試，可用影片代替呈現。亞斯相信眼見為憑，不試過所有可能就不服氣，這其實是優點，很多發明家就是這樣誕生的。

兒童亞斯不符社會期待的行為，其動機都與需求、情緒有關，然而他們總是回答「好玩」（因為無聊）、「想試試看」（好奇），或「就生氣啊」（基本情緒），更多都說「不知道、不清楚」。這時候不妨試著分類兒童亞斯的動機，再進一步拆解他的需要，如果無聊或好奇時可以怎麼做，引導更適切與更有效的行為達到滿足。「就事論事」的討論頗有效果，認知上理解後果與責任是什麼，亞斯人就很少再做或決定不做。明確限制和規定是有幫助的，若陳述規定的文字太少，自由詮釋的空間就愈多，愈需要類推判斷，這反而令亞斯無所適從或乾脆亂做。

「新行為的建立」這件事，並不是用說的，而是由照顧者按照事先談好的規則，堅持該怎麼辦就怎麼辦而來的。兒童亞斯非常聰明，即使知道規則也會鑽漏洞，或者挑戰大人的堅持度。規則與界線的設定，別參考教養書依樣畫葫蘆，必須「個別化設計」，照顧者要先收集資料，也建構出孩子平常的需求和搭配行為的資料庫，才能設計出他能懂的界線與教導。

例如「寫功課」的習慣該如何建立？可以搭配獎勵制度把它培養出來（獎勵

制度的舉例，見本篇後的〈教養大補帖A〉）。規則一旦明確具體，照顧者心裡有方向，才能堅持讓孩子對後果與責任負責。因此儘管大人表面上淡定，但還是要在一旁觀看，並小心避免意外。

許多照顧者常說他們試過獎勵制度，結果無效，檢查後發現通常是照顧者不夠堅持所致。有時大人心血來潮，突然紅利大放送；要不然突然悲從中來，隨便找理由怪孩子不孝或不懂大人苦心，亂扣點數，這些都會破壞常規，孩子就記住這些漏洞。穩定是給兒童「種瓜得瓜」的預期與掌握，平穩他們的情緒，減少不安，繼而專注學習。如果有新的規則、事件或情境要加入，則要事前告知，愈詳盡愈好，留時間讓孩子有所準備。若情境突發，照顧者也不確定資訊為何，則誠實告知自己也在觀察：「沒關係的，我在。讓我們一起找辦法解決。」

二、興趣的建立：從「偏好」開始，累積成「喜好」

兒童亞斯由於情盲，沒有情緒感受就沒有喜好，也鮮少主動想做什麼，大人一定要主動引導他們體驗與熟悉各種經驗，他們才會產生資料，有所選擇，並逐步建立自己的興趣。男孩亞斯可依循男性特質，多採冒險性、目標取向，及中等程度的挑戰，以獲取成就感。但不一定要是運動類的，因為男孩亞斯的動作協調發展較慢，像先培養露營類的技巧、知識，就是不錯的選擇。

興趣的建立，從偏好開始，也就是從他比較優勢的項目著手，學起來快又容易進步，配合紀律與練習累積出成就，最後才變成喜好，喜歡且願意主動去做。照顧者擔任的角色，是當觀眾在旁鼓舞肯定，或當教練協助與激勵。

如果任何活動都無法引起兒童亞斯的興趣，不妨先用電玩遊戲（機台、手機遊戲）試試，不用擔心上癮，引出動力最重要，先有強項、成就感，再繼續引導至其他項目。當然，包括電玩的任何興趣，使用時都需事前設立規則，也要堅持住界線。亞斯特質有專注力優勢，一旦啟動，興趣很容易變成他的強項；而有了強項，就容易吸引他人靠近，也是建立人際關係的方法之一，不必刻意學社交討好他人。

三、教導基本社會互動

小學的人際關係相對簡單，要趁此機會教導兒童亞斯「基本社會禮儀」，養成習慣。同樣利用學習原理，以因果論解釋「什麼是交朋友」，並以「社會角色」為範本，讓兒童模仿，諸如：想想寶可夢的小智會怎麼做？想想鬼滅的炭次郎遇到困境都如何化解？以機會教育（現學現賣）實際操演，在家多練習。重點包括：

1. **「請、謝謝、對不起」的使用：**這是最基本的社交句子，各有使用時機，讓兒童亞斯明白怎麼用，讓它成為口頭禪也可以。

2. **「凡事告知」概念：**凡涉及他人物品，大小事都必須先告知，不能自以為對方知道。例如「借東西」的步驟是：說出口、等回應，才能拿。

3. **「輪流原則」概念：**使用「輪流」而非「分享」的概念，比較合乎亞斯的邏輯性，不會讓他覺得被強迫。輪流有一人一半、交換使用、互相對等的意思，需要先詢問他人，且遵守對方規則，而借東西後也要對等回饋。輪流概念再延伸下去，說明友誼關係不能只有自己的觀點，自己的解釋不是唯一，每個人都會有不同看法，要輪流讓雙方都陳述過後，再作決定。

4. **以認知面認識「對方的感受」：**由天寶．葛蘭汀所提供的方式，如果要教兒童亞斯了解別人有何感受，他得先親身經歷、設身處地才行，可從「感覺基礎」作連結，促發視覺與推理路徑的同理心。

例如當自己忘記帶外套，頂著寒風走路上學，感覺很冷又很辛苦，對比街友也無外套可換，很多地方身不由己，不得不的辛苦就是「很苦」的感受；再如自己身體悶悶的不舒服，吃東西就拉肚子，卻要等明天醫院開門才能看診，屋漏偏逢連夜雨，真「慘」！對比朋友失戀了，心痛卻束手無策，食不下嚥，影響日常生活，所以他過得很「慘」。

5.以社會故事做情境練習：什麼場合、什麼身分該做什麼事，社會故事內含了一整套行為設定與應對，以教孩子到圖書館借書為例，告訴他進入圖書館後，應該保持安靜（社會角色），拿書給圖書館員、刷卡、說謝謝、蓋歸還日期圖章（社會劇本）……這種教法兼具生活實用性，有一整套的行為對應。親子之間可透過角色扮演，讓孩子練習怎麼做，或者參閱影片再到現場實際操作。

B「情緒壓抑」的春嬌

故事：獨來獨往的春嬌

春嬌的語言能力強，課業學習快，成績保持前三名，不過她的人際互動很少，下課常一個人在座位上做自己的事。春嬌低年級時曾被排擠，沒有人想跟她同組，她本人倒是沒什麼感覺，盡情投入閱讀的樂趣。有次她跟親戚到離家十分鐘車程的公園玩，親戚未依約好時間來接人（晚到二十分鐘），她不像一般孩子哭鬧與求助，而是憑記憶自己慢慢走回家，返家後已過約定時間一小時。家人著急，就罵她亂跑、不乖，還處罰她，這對春嬌來說簡直莫名其妙，親戚沒準時來接，不是她的問題，除了走回家，她還有什麼選擇呢？

到了中年級，某科目老師不太敢管學生，同學們常在上課時說話嬉鬧，讓春嬌聽不清楚台上教什麼，忍了很久她終於爆發，拍桌大吼：「不要吵，上課能不能安靜！」全班鴉雀無聲，老師也很尷尬，不過幾分鐘後班上又恢復吵鬧。

導師以為春嬌正義凜然，便派她任風紀股長，春嬌也確實執行命令，用雙眼仔細盯著違規同學，即使同學哀怨求情也不為所動，堅持記下報告老師。春嬌雖然瘦瘦高高，紮馬尾，卻比較喜歡跟男孩子一起遊戲，直話直說，糾正不公，儼然是女漢子，有些女生因而背後謠傳她的不是，甚至討厭她。

一學期下來，當幹部雖得到導師好評，但更多是同學負評，而班級上的吵鬧依然是老樣子，每次都要糾正同樣的事，還被人規勸「睜一隻眼，閉一隻眼」，最後她放棄連任，也逐漸「不表達意見」了。自從不干涉、不表達後，春嬌有時不知道自己怎麼了，常感覺到怒氣與煩躁（但不會讓它跑出來），她發現自己無法專心學習和閱讀，也在意別人對她的反應，她以為都是自己的情緒問題（但不敢講，也不知道怎麼講）。

亞斯心理歷程與解釋：自我中心觀點及情緒壓抑

因為女性特質，女亞斯比男亞斯更敏感情緒雜訊，可是又不能解碼，反而受到更多干擾，她們不想遷怒他人，於是不自覺壓抑情緒（青春期後轉為自責，容易引發身心症狀）。春嬌則藉由閱讀的樂趣，轉移女同學背後批評她的情緒干擾。

男亞斯感受到壓力時，容易衝動、行為化，讓其獨處、情緒冷靜會是比較好的處理方式（一般男生也是這樣）；女亞斯相對合群、多忍耐，不會直接將壓力反應表現出來，也因此女孩較少被發現是亞斯，但上了國中後，很強調人際關係的青春期就會讓亞斯現形，出現適應困難。讓女亞斯情緒穩定的方式是陪伴，只需要陪在旁邊待命，不必一直說話或提供安慰。

性別差異的自我中心觀點

女亞斯的自我中心觀點與男亞斯不同，男亞斯是以「自己想要的」做唯一考量，較少顧慮他人感受；女亞斯則是「優先考慮規則及他人反應，較少談及自己需求」，他們的共同點是「都以自己的解釋說了算，而非廣納對方情緒及想法」。男女亞斯年紀增長後，男亞斯會轉變為「優先考慮規則、秩序，較少談及自己需求」，女亞斯則是「考慮規則、秩序，也關注自己的內在需求（但會卡住）」，女亞斯會積極上自我成長課，不過總感覺隔靴搔癢，應用不來。

多留意「敏感性格」的亞斯

亞斯的見理系統及情盲，跟男性特質的表徵雷同，因此女亞斯行事風格比較像男性，直來直往、沒有心機，做事效率果決，自然容易跟男生打成一片，常是領導人物，不過也缺乏彈性、一板一眼，是什麼就是什麼。女亞斯像男生，那男亞斯呢？兩項加乘效果就會像「超級賽亞男性」，擁有極端值的男性特質，更固執、更不擅情緒覺察。

亞斯是「特質」而非「性格」，有人先天主動活潑，有人內斂敏感，每個人的性格不同，面對困境時的選擇也會不同，個別差異很大。本例的志明、春嬌算是強悍性格，有自己的興趣，不易受流言斐語影響動搖根本，但要留意也有敏感性格的亞斯，他們雖不會造成別人麻煩，但內在困擾很多，也可能會以自傷宣洩情緒。

敏感性格的亞斯容易感到莫名害羞與緊張，上課無法專心，而且身體常感不適，這是壓抑情緒轉由身體症狀表現——簡稱「身體化」，在群體裡不知道該怎麼做，容易順從他人指示。因恐懼他人不友善及掌握不了環境，導致他們缺乏注意力，自信低落，即使規劃好步驟，也因負面情緒卡關無法按表操課，無法發揮認知優勢。人性的陰暗面總是找感覺最弱的人當標靶，而沒有主見的人在心理上是相對弱勢，因此敏感的亞斯容易被欺負，最終他們逃避環境、凡事退縮，變成

「拒學」。

兒童若呈現退縮行為，及早發現並積極介入最重要。在處置時必須先釐清原因與心理歷程，行為只是最終表象，在介入過程中自然可發現是否與亞斯特質相關，若有，則需以亞斯的見理系統觀點提供協助。

社會人會怎麼做：友誼小團體

社會人女生，生活重點放在人際關係，喜歡和人互動，享受互動中被關注、被重視的感受，總是三三兩兩一起行動，像手牽手、一起吃飯、一起上廁所……「在一起的感覺」大於功能效率，人多就是有趣。例如「相比自己吃到好吃的食物，有人一起分享會更快樂」，意思是食物好不好吃是一回事，但三五好友一起吃，那種互相交流的開心、放鬆、同在的感覺，會增強對食物的感受，事後也留下美好回憶。

在國小階段，友誼是從日常生活小事開始建立，友誼是彼此一起玩、互動，互相回饋而來。維持關係是首要的事，言不及義（八卦）或自我揭露（祕密）的聊天也能維繫友誼，絕對規則、衝突或對錯會排序到第二位之後。把這點放到擔任風紀股長這件事來看，「睜一隻眼，閉一隻眼」及「站在同學那邊」才是社交系統裡受歡迎的好幹部。

女生團體的吵架並不明顯，也少有明確威脅與衝突，但會利用情緒作為工具，類似「情緒勒索」，例如撒嬌、不跟你好了、假哭……都有目的性。社會人女生的情緒常是訊息解讀的重點，情緒表現比行為對錯影響大，成員常要壓抑情緒配合別人，而被孤立的女生代表被大家否定，會影響對自己的認同。

具體協助策略：向亞斯明確表示你的支持

亞斯人所相信的處世之道是原則與秩序，社會人則講求人情，協助女亞斯的方式不是改變她，而是讓她知道有這兩種系統的存在，肯定自己的系統，讓她自由決定是否配合或配合多少，而你（照顧者）明確表示支持她的決定。

一、善用語言傳遞——聆聽、互動、陪伴，表示情感支持

團體排斥異己，在背後說三道四，不給好臉色，這些情緒雖不會被亞斯進一步解碼，但基本情緒仍然可以二分為「他們並不友善」，因此同樣會讓亞斯人難

受，不自覺反抗或退縮自責。

支持亞斯人的行為是聆聽、互動、陪伴。為傳遞我們是支持她的，請盡量「發問」，讓她盡情陳述所經歷的事。亞斯人的情緒宣洩，是陳述事實而非談感受，但沒關係，讓亞斯人多說、被傾聽，以及在同個空間陪伴她，都代表情感支持與連結，她從這些動作可以收到善意。

使用語言時，直話直說就可以，如「孩子我愛你」、「我支持你」、「你做的決定有道理」，回話時勿以社交系統的角度提出隱喻與建議，請記得他們不太用情緒線索審視事件。有時候要兒童亞斯說自己的事很困難，這時候就要細心比對他平常的樣子，並就找出的疑點發問，當孩子願意多說自己的想法時，就有信任、連結在其中。

無論春嬌怎麼決定，都要先肯定女孩做自己，接納她，當其後盾。過程中若有機會，可提出「情緒是隱形的」論點（但不必提「亞斯」這詞彙），先說行為現象，如何卡關，再代入情緒作合宜解釋，把這些差異對比留著，為日後亞斯的「自我認同」埋下伏筆。

二、緩解兩個系統衝撞的策略

1. 用認知拆解，掌握情境

團體排斥異己，用很多小動作占便宜，或嘲諷說反話，這些招術可以忽略就忽略，不能忽略就用認知拆解，分析對方的行為與動機，化成亞斯人可以解讀的訊息。例如是她們「嫉妒」春嬌與男生太接近，嫉妒是情緒詞，化為認知詞的說明則是「那群女生也想和男生玩，但她們被拒絕，也怕被說閒話，所以乾脆禁止別的女生，其實她們想和妳一樣卻又不敢說」。只要解釋通了，亞斯人才不會胡思亂想，然後專注在問題解決上。拆解時要有現實根據，幾分證據說幾分話，不能只用安慰角度硬湊合。理解他人所為何事，亞斯人就能事先準備，而不會感到害怕。

2. 擴充執行目標，增加判斷資訊

另一個緩解兩個系統衝撞的策略，是「擴充執行目標」。如春嬌擔任風紀股長，認真記點後卻遇到同學來求情，這是兩個系統的衝突點，不需勸她放棄行為標準，因為「勸」就是屈就於社交系統了。此時可以向上提升一個層次，與春嬌

一起認知拆解，探討「求情的功能」為何存在？它的意義是給犯錯的人一個修正機會；接著討論風紀股長的任務可否作更長遠的考量？例如不僅是違規記點，而是「增加全班自願遵守規矩的比例」。如果春嬌覺得有理，就能調整風紀股長的角色設定，例如初犯可以給機會，再犯就不寬貸，兩邊都可以照顧到。

這類討論不是要春嬌妥協原則，而是向上擴充，找到可以共處的方法，並從中學習「加入他人觀點」（認知角度解釋是指：知道他人心理狀態的訊息）再決定，避免落入亞斯思維的單一，讓答案不會都落在「二選一」的爭執中。

用認知拆解情緒，擴充目標與增加資訊，最後化為問題解決，這些討論最後還是由春嬌自己作決定，要不要調整或維持現狀，你都支持。對於敏感性格的亞斯，情緒支持擺首位，避免卡在負面情緒的死胡同，再協助她觀察人際、拆解情境線索，做出解釋，提供事前預告，練習如何在新環境找到安心的依靠點，最後才談行為改變方案。

3. 好的權威：照顧者要有立場，適時站出來捍衛自己的孩子

孩子如果屢遭環境惡意欺凌，確認清楚後，照顧者也需捍衛自己的孩子，該保護及抗議就要到校去表達，如「不對的就是不對的」，記得遵守秩序與原則，

才能讓孩子有指標可以遵循，有依靠可以安心。

照顧者若缺乏自己的原則與立場，例如該告知老師、該找校長溝通，卻害怕衝突而按兵不動，會讓孩子更往「認為都是自己的錯」或「照顧者不值得信任」的方向定論；相反的，若捍衛過頭，孩子則會被寵壞、是非不分。這些細節和訣竅屬於教養領域，照顧者必須花時間整理或尋求專業諮詢，穩住自己的立場以身作則，以「不對就是不對，但我們有其他不同選擇與表達方式」繼續引導他。

孩子都需要一個楷模作為學習對象，也需要楷模認同他、肯定他，好的權威對兒童亞斯像是一盞明燈，非常重要，他的指導是生活在這世界的保證和支持，允許兒童亞斯擁有自由，摸索出自己的處世模型，同時能助益進入青少年期的銜接。

大人所肩負的教養責任極為重要，孩子是在我們的照看下長大的，坊間相關書籍琳瑯滿目，各種策略不勝枚舉，我們不可能裝進所有方法，到底該怎麼看？如何選？我自己採用的兩個大原則是：1.兒童學習原理、2.以身作則。

在學習原理方面，必須了解「兒童心理發展」（他的特性、需要與限制）、「心理歷程」（他會怎麼想？為何這麼想？）以及「個別性」（這是我的孩子，他在乎的是什麼？跟我的關係如何？）這些材料要融會貫通、系統性思考，才能刺激我如何在「各種不同情境」下傳遞「我要教他的目標」。

腦袋是活的，懂得愈多，自然會變化產生出更多適用方法，包括那些以前自己玩過、經驗過，或只有看過的招式也會再次出現。教導兒童亞斯也是同樣道理，本來就沒有「一招打遍天下」的道理，什麼方式比較適合，照顧者要比孩子更了解他自己，並超前部署，像魔法師一樣，發明你與孩子之間專屬的教養默契與規矩。最後，一定要以身作則，身教大於言教，「說一套做一套」不但沒用，更糟的是會把這個壞習慣傳授下去。

【兒童期亞斯】重點提示

被誤解和誤解他人後的亞斯故事（本文為改編故事）

小學高年級亞斯，除了與家人溝通不良，家庭內部也衝突不斷。某學期來了實習老師，願意傾聽他，兩人關係還不錯，後來老師結束實習北上就業。新學期某一天晚上，孩子與家人嚴重衝突，夜晚他趁家人睡了，帶著存款偷偷去火車站。

那是他第一次搭車。孩子事先做好規劃，搭區間車從南部到北部，歷經好幾小時。到達目的後，孩子一路問，自己走到了老師新任國小的門口，請警衛伯伯幫忙叫人。孩子見到人，應該是興奮的，卻面無表情、直挺挺的望著老師，不知道要做什麼好。老師見到孩子則是驚嚇，只能帶他去警局，並聯絡家人接回。

孩子如此行為，是思念那個曾經呵護他的人，但因此就能第一次離家，長時間搭車到陌生城市找人，恐怕也只有亞斯特質專注執行、忽略害怕情緒才能做到。這個衝動的背後，也許代表他長期被誤解和誤解他人後，必須抓住安全依附，才不會被混亂情緒淹沒的企圖。

很多人事後問孩子在想什麼？他自己也說不清楚，這實在是情緒本能驅動，他就是需要啊！情盲造成亞斯與家人溝通的鴻溝，從小壓抑情緒，累積到爆炸而直接行為化，大腦也難以解釋情緒因果。他們被誤解「故意反社會」，而他們也誤解「別人總是故意針對他、欺壓他」，最後亞斯人不再尋求旁人幫忙，更強迫依靠自己（的認知腦）。

一、兒童期亞斯由兩個概念構成——兒童發展及亞斯特質，多數照顧者常過度關切亞斯特質，而忘記兒童期的基本需求。兒童發展的關鍵詞是「年齡差距」與「性別特質」，並有個別差異，照顧者不用刻意追發展進度，有疑慮可尋求醫院早療協助。兒童期的通用教法：具體實例、正向教養、明確指令。

二、兒童亞斯因情盲限制，早期可能有感覺統合問題，不過這部分會隨生理成熟改變許多。兒童亞斯缺乏情緒系統的直覺學習，只能捕捉認知訊息，因此1.溝通時需要具體指示，句子盡量由「動作指令」和「時間指令」組成，需要穩定的環境與生活結構，新的行為需要大量練習才能養成習慣；2.在行為界線方面，採因果說明與責任自負，說明「為什麼該做或不該做」的資訊，供他選擇與決定，也需承受後果。界線定了之後，照顧者必須說到做到，許多行為訓練之所以無效，多半是照顧者隨心情允許太多特例造成。

三、語言與閱讀能力屬於認知系統，兒童亞斯在這方面發展迅速，容易被誤認為早熟，然而心智與情緒未跟上來，從人際互動就可以看出差異。亞斯人單靠認知系統判斷，易有自我中心觀點：他認為的世界就是全部的世界，男女亞斯的自我中心觀點有差異，共通點都是「都以自己的解釋說了算，而非廣納他人的情緒和想法」。

四、兒童亞斯常見的行為包括，1.在認知上：語意錯接、字面意義、用法精準、固執、不解抽象意義、用語直白、自我中心；2.在情緒上：感官敏感超載、有苦難言、情緒當機、情緒行為化。若兒童亞斯出現不適切行為，一樣需要先照顧情緒，以平靜語氣傾聽他的說法，其次是問題討論，把二分法的結論拉大層面再議，最後才做行為調整。勿用否定句及指責，以免情緒本能反擊，將更難收拾；不是不能處罰，只是讓他服理後再處罰，效果更好。

五、兒童亞斯多以基本情緒運作，男亞斯情緒行為化，女亞斯情緒壓抑多，協助時勿被行為表象迷惑，先探索行為背後的動機：情緒與需求。情緒需要用認知拆解、因果說明及問題討論，最後才是替代方案與行為調整。情緒也會影響認知運作，若兒童陷入長期負面情緒，會有退縮、拒學及憂鬱的可能，請找專家協助。

六、兒童亞斯的人際互動教導：1.教導「輪流原則」、「凡事告知」及「基本禮貌（請、謝謝、對不起）」，國小環境單純，固定步驟都有一定效果。2.多投資在「成就、專長」面，截長補短，也能吸引別人接近成為朋友，不用刻意學社交或討好，以免事倍功半，累積更多挫折。

七、兒童亞斯教養整體目標如下：

1.照顧者必須比孩子更認識他自己，才知道怎麼設計和引導，平時需多做觀察與分析，當個偵探。

2.社會化不是唯一目標，既然神經系統難以做到社會化，應把目標放在讓孩子安心成長、發揮亞斯專長。

3.傳遞訊息的重要工具：①具體實例及明確指示；②任何活動事前預知，了解程序與預期結果；③平心靜氣說明，勿用否定句；④正向期待與鼓勵，情感連結最關鍵。

4.兒童期的生活目標：什麼時候該做什麼事（運用社會劇本與社會角色）；有友善的好權威（父母、老師、醫生）指導，給予肯定及正向教養；給予適度壓力，讓他們學習新東西，產生新體驗與新視野，從中產生興趣。

【教養大補貼A】如何規劃獎勵制度

獎勵制度的設立，來自心理學行為學派的學習原理，可針對特定行為作增強及制約，養成習慣。獎勵制度不像一般想的那樣簡單，「月考一百分就得一百元」，愈簡單的等式，卻不考慮個別差異及複雜情境，孩子就可能以大人不贊同的方法達標，如作弊得滿分算不算？若大人說不算，孩子會反駁你「當初沒有說」。

很多社會公約底下額外的共識，不能期待孩子事先知道，因此設立獎勵制度必須精算，並符合「公平、公正、公開」。實際作法有底下幾項：

一、「基本需求」與「基本要求」不在制度範圍內

獎勵是額外之物，必須在食衣住行育樂「孩子生活基本需求」之外，這是親職關係的基礎，不要與利益混在一起，例如不能設計「要完成任務才能吃飯睡覺」。另外，增強的特定行為也不與「基本要求」綁在一起，如寫功課、收拾房間、協助家事，那是個人應該要負責的，不能說幫忙洗碗就給零用錢。

二、獎勵就像是「獎金」

採用獎勵制度時，可將孩子視為業務員，上述基本該做的事情與底薪配在一起，如果做得更好就有「獎金」。獎金、獎賞、獎品都可以，是孩子不一定需要，但是想要的東西。

比較簡單的獎勵：食物（糖果、餅乾）、玩具、用品，非物質類的則有：看電影、戶外玩兩小時、完全自由時間（不用遵守任何規範，做什麼都可以）。最吸引人的獎品，是合法但大人平常不願意讓他做或給的，例如手機時間、寶可夢卡匣、個人喜愛的玩具（即使大人覺得毫無用處）……

兒童亞斯由於情盲，難以使用情緒，平時會缺乏動力，給人一種「無所欲」的感覺，問他想要什麼都說還好，因此平常要多帶他增廣見聞、引發好奇，才容易使用獎勵制度。一旦目標確認，兒童亞斯是很有執行力的。

三、明確的點數制

所有成就都用「點數」來記錄，就跟便利商店的作法一樣，也稱「代幣制」。

獎勵一定要夠吸引孩子，遊戲才玩得下去，再來則是明確獲點及兌換的方法。

什麼程度的行為搭配多少點數？一一羅列出來，我們只要「特定行為」，項目一次不要列太多，例如「多少時間內完成功課」。這邊要留意「完成功課」是基本要求，沒有點數，但是「多少時間內寫完」或「主動於幾點前寫完」就是獲點發揮之處。

標準視孩子個別差異來定，以「有成就感」為優先，起初最好簡單能完成，熟練後再拉長、拉大，獎勵「一定」要能累積兌換，並分短期及長期兩軸進行，短期的小獎賞要先能拿到（甜頭的概念），孩子才有動力累積大的獎勵。

如果還是覺得抽象，不妨參考手機遊戲的設定，每天登入就有水晶、金幣，基本款是按指示和重複玩幾遍就送；中等程度是完成任務，一定可以拿，拿多拿少而已。讓孩子（大人也是）每天都來報到，這就是「建立習慣」。

那「高等程度」是什麼？是孩子主動要求「更困難的挑戰」，登榜名人堂，最終由「成就感」誘發主動行為，點數只是順便拿而已。

四、操作法

1.「過程」和「結果」都有點數

如同手遊一樣，把過程跟結果分成兩種標準，告知孩子有兩類積分方式：

①努力分數：以過程為主，有努力就算，例如主動去寫功課。

②結果分數：以成績表現為主，例如平時小考、安親班評量及月考成績都可算。

兩類分數一起積點，因為「努力」也有點數，便不致做白工，並與長短期兩軸獎勵互相搭配，才有繼續投入的動機。孩子的規律一旦養成，肯定會有進步且願意學習，正向力量就能如滾雪球般擴大。

2.達標條件要合理

同上，無論是努力或結果的點數交換，都需要「合理目標」。視個別差異給予較易達標的設定，我們的重點是讓孩子「做得到就拿得到」，而不是「看得到卻吃不到」，完全不可以「吊一根胡蘿蔔在驢子面前」。

若獎勵制度對孩子是全新的開始，請先縮短集點過程，讓他在一天或三天內就能達到目標。一個人要願意嘗試新方法，總是要先嚐到甜頭，不是嗎？

3.沒有扣點

讓獎勵制度單純一點，讓孩子只要想如何向前衝，拿多拿少的不斷積點，才能專注新行為建立和新習慣養成。如果增加多項限制，例如臨時性的「你今天脾氣怎麼這麼差，再頂嘴我扣你點數喔」，這就是隨意改變規則，用了與特定行為無關的標準來改變點數，這是不行的，說好的才執行，未說好的都要再共同討論，是制度優先而非大人任意決定。

孩子若未完成目標便無點數，這是一種選擇，不列為處罰，若孩子在特定行為外搗蛋，則是另外處罰，但不能扣點，送出去的不可收回，否則孩子會為了避免處罰（保護點數）衍生其他負面行為（如說謊）。獎勵是額外的，他不做不給點數而已，如功課沒在幾點前完成就沒有點數，而「功課完全不寫」也不扣點，隔天讓老師責罰，更嚴重者，才暫停獎勵制度，然後再檢討制度哪裡不適合，為何不能用。

獎勵要夠吸引孩子，並在過程中給予孩子無形的「讚美」。獎勵只是誘餌，更重要的是「**隱形的正向回饋**」：「你果然做得到」、「沒想到你做得真好」、「你完成功課的方式很有效率喔」、「一直練習，果然等級上升了喔」……大量讚美才會深入人心。即使長大後制度撤走，正向的內在力量仍會在，以制度建立行為只是表象，獎勵制度的靈魂，其實是幫孩子建立自信。

4. 提供協助方法

獎勵制度主要是提供「動機」，然而有的孩子是「想做，卻不會做」，他沒有方法、讀書不懂、抓不到要領，此時我們就該主動協助。例如寫功課這件事，主動提供作法（告訴他休息一下再寫，效率較好）、教學（不懂的部分從頭教）、加油打氣（端出點心）。制度的目標設立後，完成任務是親子的共同挑戰，拜託不要自己下去當魔王，而是當神隊友，幫助你的孩子完成目標。當然，你不能幫他完成喔！

5. 執行者的堅持

最後認真地說，獎勵制度的成敗，主要是「執行者自己堅定與否」。

在執行初期，孩子有可能來哀求點數，例如說：「我不想寫功課，幫你捶背給我三點好不好？」另一類是執行者的狀態，「你今天怎麼這麼乖，媽媽我心情好，多送你五點。」這些也屬隨意更改規則，一旦破洞成立，這套制度就毀了。

執行者要以身作則，說到做到，可以同理孩子想要獎勵、很急的心情，但唯一只有「照說好的來做」，然後告知孩子「我們一起來做」。所有的兒童都適用正向教養，在成長的基礎期，學習動力都來自外在的被肯定和讚美，這些養分到青春期自我認同時，就能轉為「內在自發的成長動力」。

五、行為獎勵制度的設計圖例

半開海報A

哥哥名字	妹妹名字
貼點數之處	

半開海報B

任務項目	獎品列表
每項1點	1.
每天最多3點	2.
假日最多5點	3.
1.	
2.	
3.	
4.	
5.	
6.	

執行時的提醒

1. 每項目一點，處罰不能扣點。每天最多三點、假日最多五點。
2. 重點在於主動完成，養成習慣。睡前結算。
3. 如圖把點數海報張貼在家裡明顯處，激發孩子的榮譽感。
4. 大人在旁協助完成目標，一起玩，別自己當起大魔王挑三揀四。

任務項目舉例：

1. 主動作完功課。
2. 主動洗澡＋刷牙。
3. 在？分內吃完晚餐。
4. 整理明天書包。
5. 幫忙折衣服。
6. 完成大人指派任務。

獎品列表

● 設計為「每天～每週」都能兌換的程度，要有「立即獎」。

●重點在於小獎、中獎、大獎都能換，若有限制要先講，不能事後禁止。

1. **物質的：**五點可至便利商店買十元吃喝品；十點買二十五元；二十點買六十元（或五點一包糖果（牛奶糖）；十點水果軟糖、布丁果凍；二十點小蛋糕）。

2. **非物質性的：**五點可一起玩撲克牌、看卡通十五分；十點可到公園玩三十分鐘；二十點可至百貨公司、運動中心玩一小時。

●孩子做到後，一定要多口頭肯定：「你做得很好」、「你都做得到耶」、「乾淨的小孩最香了！」讓肯定與鼓勵日久內化，才是本表設計的重點。

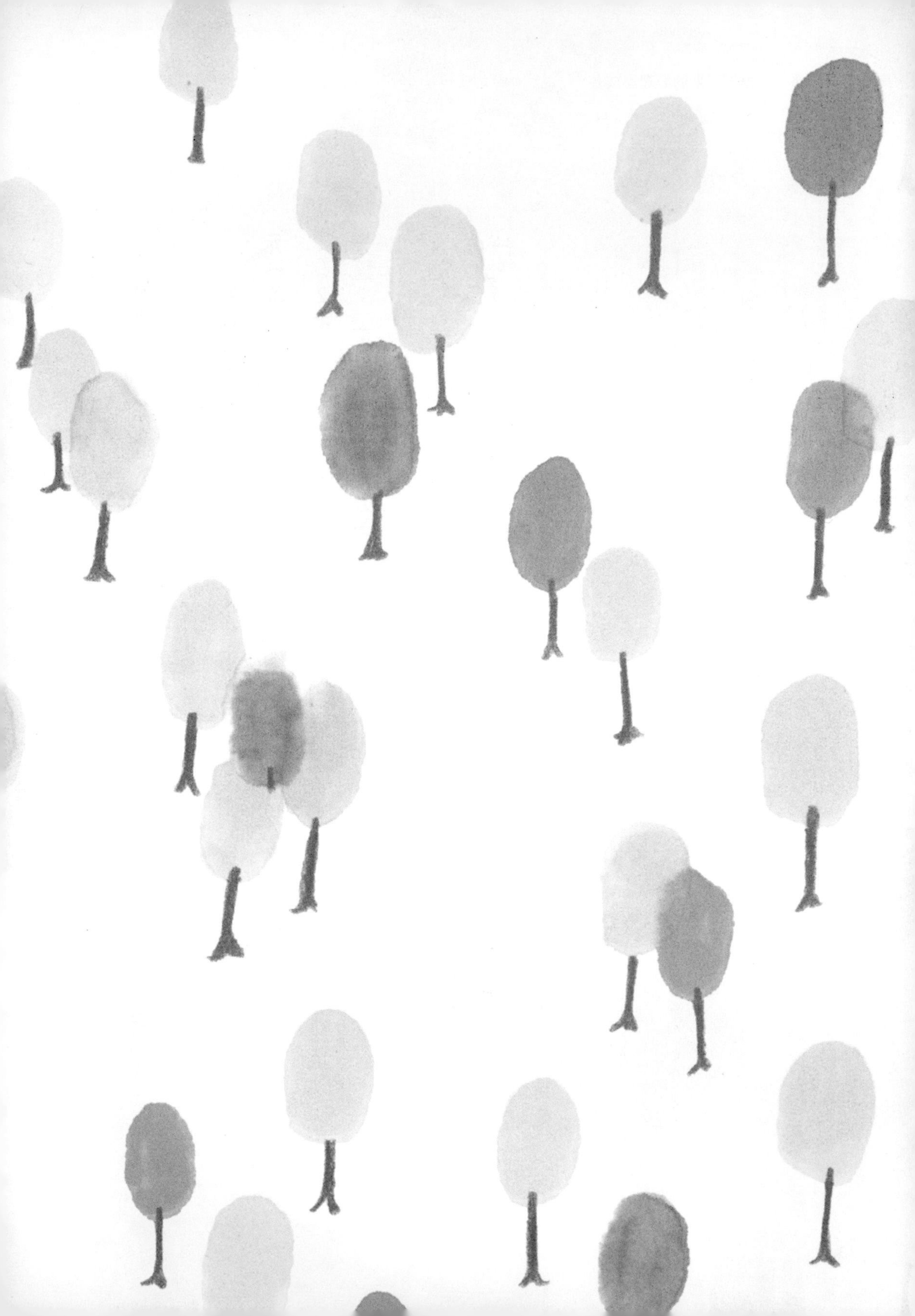

第三部

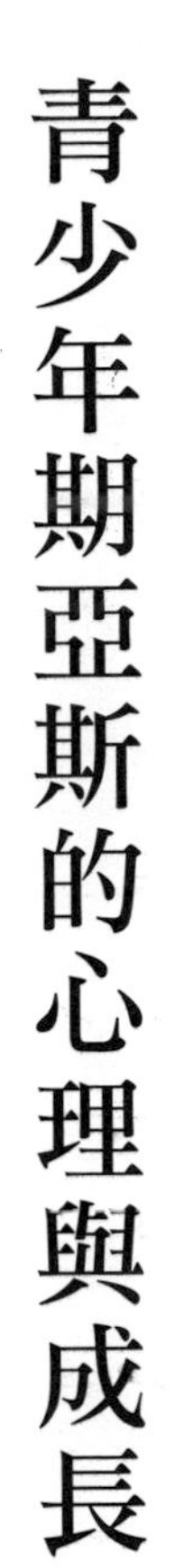

青少年期亞斯的心理與成長

就像復仇者聯盟裡的英雄一樣，每個青少年都有自己的專長、脾氣和故事，要發揮作用就要擺對位置，這個道理放在青少年亞斯身上一樣適用。

寫在前面

兒童亞斯需要盡早評估、鑑定，讓醫院公信力的診斷，成為日後「自我認同」的一部分，並從旁協助他發揮所長，讓他接納「我有亞斯特質，但並不是障礙」的認同。若兒童亞斯到了青少年期才被發覺，此時亞斯特質通常被貼上負面標籤，要接受成為自我認同的一部分就會非常困難。對他們而言，認同「我有亞斯」等同於承認「我有病」，承認「我有缺陷，所以不能勝任」會在同儕間混不下去。若到了成人期，更是困難百倍，等同要調整過去二十多年對自己的認定，那種失調難以言喻。

青少年期心理特徵

如同理解兒童亞斯的角度，青少年亞斯也需同時留意「青春期」加「亞斯特質」兩個特徵。以下先談青春期的特性：

一、身體快速成長

生理成熟大約在十二至十四歲間完成，最終指標是性器官的成熟，男孩發生夢遺，女孩則是月事來潮，此間身體快速成熟，尤其內部神經系統——大腦認知系統及情緒系統的能力運用。舉例來說，青少年同時經驗了性興奮、夢遺及遐想，資訊內容非常龐雜，身體反應了，但心理層面還沒有足夠經驗理解，有時甚至是不一致的。「不知所措、焦躁」說不定就是此刻身心的寫照，情緒容易暴躁，容易有攻擊性的語言或行為，正是狂暴青春的時期啊！

二、社會性需求

青春狂飆，不但是內部身心快速成長，外部也有同儕關係的壓力。國中後接觸社會層面增加，孩子走得遠、聽得多、視野變寬，而朝夕相處的同儕，更是價值觀參照與交流的對象，人際關係的比重大大增加。可以籠統地說，社會性需求被喚起了，包括尋求同儕認同、人際關係評價、團體歸屬和成就渴望，然而教育並不教心理層面的知識，青少年都自行學習與模仿，問朋友、上網搜尋、隨便猜，是一段訊息量爆炸，個人憑本事的學習階段。

三、自主性萌芽

青春期不就是一個想成為大人的狂妄小子嗎？明明不懂的事還很多，卻自以為什麼都懂了。這就是個人自主性的萌芽，他開始要自己作決定，想要證明自己。證明自己是誰可不容易，一般先從反抗大人開始，以拒絕、唱反調來區別「這才是我」，也是「叛逆」的意思：管它是對是錯，堅持自我主張。青春期其實只是人生第二叛逆期，第一叛逆期在兩歲，那時的兒童連豬狗都嫌，純粹的自我中心。這便是成長歷程，孩子們在回答「我是誰」的問題。

自主性和社會性需求是兩個極端，但相輔相成，雖然青春期受同儕影響大，但作為後盾的家庭關係仍是關鍵，他或許叛逆，但歸屬感仍在家裡，家是心理的安全基地。青少年的最佳教養方式，是父母當顧問，家庭提供後勤補給。

四、教育環境影響

教育環境進入國中階段後，非結構化的因素變多了，例如導師不再是保母角色；教室需要常常移動；課業科目繁多，難度變高；國中生被視為獨立個體，不像小學生處處要被呵護，人際關係受彼此評價。所有變化對孩子來說都是挑戰，卻剛好都是亞斯特質的弱點：環境變動、多工學習及人際關係變化，一下子全來了，很多亞斯孩子在進入國中後，挫折和退縮也變多了。

避免硬碰硬，平靜討論

理想狀態（表示很難做到）下，社會人在青春期的教養方式，主要是以下兩個方向：

（一）「麥田捕手」概念：提供青少年有範圍的自由。

1. 放寬限制，規則可以參與討論。
2. 界線的因果說明與堅持，仍有絕對不能做的事。
3. 家庭成為後勤補給，但青少年也要為自己的行為負責。

（二）家人的關係仍是關鍵，但退居二線。

1. 軍師角色：資訊討論者，提供較有效的策略、討論資訊對錯、協助整理與解釋資訊，如人際道理、如何判斷網路假資訊、社會價值討論。
2. 顧問角色：操作指導者，從旁激勵，剛柔並濟的提醒，如談情緒與性教育。
3. 照顧者角色：為情緒支持者，扮演心理安全基地，不批評，提供保護和恢復元氣（幫忙補血）。

簡單說，青春期孩子有自己的想法，也想要自己去經歷，因此「彈性規則」和「隨時可返回安全基地」就是最好的教養。

青少年亞斯當然也有青少年心理特性，也想要自主與被肯定，但要記得亞斯特質「情盲」與「見理系統」的學習途徑，這兩件事必須同時考量。要注意即使是青少年，亞斯人受阻礙的情緒系統仍停在兒童階段，他們仍以基本情緒及行為化的方式表達，這部分不能套用社會人的觀點，認為「長大的亞斯應該比較懂了」，逕自改回社交系統的標準。在解釋情緒上，請多善用認知優勢，拆解情緒變化，冷靜分析、轉移衝動、事後建構，以他能聽懂或有效的學習，就是好說詞、好方法。

相對的，青少年亞斯在所謂的自主性（由兒童期的自我中心衍生過來），此階段會更強化，很堅持自己體驗過的經驗是絕對的，認為「錯在別人」，且一旦認定某結論（如：同學都有惡意）就很難更改，再加上少許「錯誤連結」——由自己的負面情緒去定義他人不友善，例如我曾請某位青少年亞斯用書寫方式來確認溝通，他馬上認為這是「嫌他表達不好，瞧不起他」的錯誤連結而生氣。與亞斯硬碰硬論對錯，效果很低，比較好的方式是「平靜討論」，把他遭遇的人際難題焦點在行為面，提出要怎麼共處的建議（但不能幫他做），然後順著他的思維，提供更多資料與推論，才會有新的解決方案。

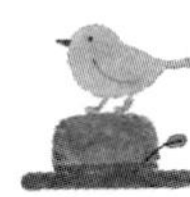

第八章 國中期亞斯

A志明的「叛逆期」？

故事：暴力反擊

國中面臨新的學校、新的同學及新的上課方式，一開始志明很抗拒，吵著不肯上學，後來在媽媽安撫及桌球訓練隊的誘因下勉強習慣了。

志明小學課業基礎沒打好，國中程度當然也跟不上。志明以為跟以前一樣跟著朋友就好，卻想不通為何遭團體排擠，他很在意，四處問是他做了什麼嗎？也嘗試聽同學的話照做，卻沒什麼效果。上課聽不懂，又沒有朋友，志明覺得上學很沒意思，乾脆趴著睡覺。老師不管志明還好，如果硬要他遵守規矩，稍微大聲就會被志明反嗆，師生爭吵不休，最後他被訓育組長帶去罰站。之後志明就不說話了，什麼事都只用「要」或「不要」回應，導師只好建議志明媽媽帶他去看醫生。

志明媽媽覺得奇怪，明明他在家很愛說話，怎麼到了學校就不一樣？接著她發現志明愈來愈多奇怪行為，例如：生活逐漸邋遢、只去固定的店家用餐、愈來愈沉迷手機、對錢斤斤計較，偷存錢卻喊沒錢……這些行為問不出「為什麼要這樣」，也改變不了。

志明媽媽以為是孩子進入叛逆期，讓她最傷心的是，志明對親情不懂感恩。最近家裡收入減少、夫妻衝突變多，媽媽又要常跑學校替志明收拾善後，只不過一時忘了給零用錢，問能不能體諒下次一起給，卻被志明無情打擊：「妳不守信用，說好的就是要給。」不給就一直講難聽話。累積久了，志明媽媽也情緒暴走，兩人互罵，她推打志明，卻被他動手反擊，這讓她嚇到，又驚又哭。

畢竟志明人高馬大，志明媽媽覺得恐懼，她求助家暴中心社工，也找心理師洽談。

亞斯心理歷程與解釋：選擇性緘默的行為意義

志明在家愛說話，卻在學校保持緘默，不同環境的不同表現，表示「他在學校的壓力大」，緘默是保護自己，少說少錯，這是「選擇性緘默」的行為意義。

選擇性緘默是嚴重社會焦慮

「選擇性緘默」跟社會焦慮有關，主要是人際領域，因怕出錯乾脆不反應。社交性談話通常沒有特定結構或目標，「漫談」是維繫團體感情的方式，時不時胡說八道，又時不時透露真意，是真是假要靠情緒腦直覺判斷。但對亞斯來說，聊天找不到焦點，還得不時警戒是否符合社交規則，實在一次做不了這麼多事。更何況，多數亞斯人根本抓不到規則，率性回答的結果，反被說白目、不懂禮貌或是故意的。

像是師生衝突，一般認為對老師講話要尊敬，這屬於「文化內建」，除非慎重告知亞斯這麼做的理由，獲得同意後加上練習，他才會記得。否則就事論事，以理說話，他會說：「老師說錯話、做錯事，我為什麼不能指出來？這一點也不公平。」

無論是不是亞斯，選擇性緘默的出現，表示孩子對特定情境有所焦慮，通常是無法處理情境裡的人際議題，而不是故意沉默表示抗議。

情緒卡關與行為化

動物園的獅子總是在籠子裡走來走去，我們會說牠焦慮；平常乖順的寵物狗反咬主人一口，也不是牠突發狂犬病，而是我們不小心侵犯領域或觸碰逆鱗，啟動牠的自我保護本能。人類的每個行為也都有目的，不會無緣無故，我們該這樣想：當志明出現攻擊性行為，他的目的是什麼？又是什麼原因讓他這麼做？從上述故事來看，是「情緒卡關」造成，這可不分亞斯或社交人，只是社交人的情緒因果比較容易捕捉，而亞斯人被「情盲」卡關，問也問不出所以然。

志明在校的挫折，是誤解和被誤解的挫敗情緒，為了避免衝突而放棄表達，才會退縮沉默；而和老師、媽媽吵架，則是被對方激怒情緒而起的本能反抗。對立性行為或暴怒反擊，都是本能的自我保護，而非刻意作對。

亞斯平常由認知腦獨立運作，但在社會焦慮與情緒卡關下，認知腦會當機，順從情緒行為化。情盲特性也會讓亞斯人缺乏求助概念，男亞斯情緒卡關，多一副事不關己的漠然；女亞斯情緒卡關則會僵住，出現無法行動也不讓人靠近的矛盾與煎熬。別小看情緒卡關，情緒壓力仍然在累積，真覺得受夠了，也會大爆發，摧毀好不容易建立起來的一切。有一位設計系畢業的男亞斯，因為亞斯特質的堅持與直腸子，曾把客戶罵到臭頭，隨後又認為主管不挺他而與之大吵，雖然道理上他都對，但連續幾間公司都因為同樣因素開除他，憤怒與受傷的情緒無法消化，從此放棄所長。

社會人會怎麼做：成熟大人帶領，先讓情緒平靜

青春期的內、外在因素交織，煩惱特多，簡單歸類的話，一是成就感，二是人際關係，兩者共組「自我認同」的基礎。叛逆期的教養目標同前述，社會人教養時需有軍師、顧問及照顧者角色，綜合起來為「成熟大人的帶領」。

人際相處遇到困難時，可從情緒面開始找原因，找出情緒訊息「自己怎麼了？對方怎麼了？」回溯找出壓力源，先安撫情緒再解決問題，討論改善人際關係。有的時候青少年不需要建議，單是情緒支持，說說話，情緒平靜後，自己也能想到辦法解決。

具體協助策略：亞斯人的情緒平穩絕對優先

觀察亞斯人是否有情緒，需從行為面開始，平常他們的生活有其固定程序及做事邏輯，如果出現了沒有邏輯的行為或語言，可以大膽猜測他正處情緒中。有情緒就表示有什麼事發生了，不妨先從外在調查起，看是哪裡變動了……

一、從外部調整

1. 協助他熟悉環境變項

包括熟悉新學校、固定生活作息、適應環境噪音等。生活愈有規則化，物理環境愈不變動，愈能協助心理穩定，可事先帶孩子看環境，或提前準備預防噪音之物（如無線降噪耳機）。

2. 與其改善人際，不如協助他發揮成就

上學要有趣，無非是成就感加上人際關係和諧，要亞斯人學習人際通常事倍功半，不如反過來多投資在「成就感」上，課業成績也好、運動也行，或是專精興趣。成就感可以是對某件事操作的熟悉與品質，愈做愈有趣，甚至能當小老師協助他人。利用亞斯對事情的專注度來創造高成就感，吸引他人靠近再做互動，或配合完成共同目標，都有利友誼發展。

「課業協助」指的是幫助他掌握學習規則，改善不理想的方法，同時在旁激勵與肯定，類似教練角色。只要某一項科目或運動很強，很多同學會過來討教，孩子就能獲得認同。若要補強課業成績，可以選擇聘請家教（需具體舉例和教學

個人化），或不予打擾、不用上補習班（適合自學程度較高的孩子），讓孩子體驗成功，就能引導向前。

亞斯人較擅長因果關係（認知腦），不擅長想像力（情緒腦），所以有規則、公式或條理背誦的科目，較容易學習，如英語、數學、物理、歷史等；較不擅長的科目，則是抒情文、閱讀測驗、文言文、自由發揮的題目。但仍有個別差異，需要進一步了解。

3. 溝通時需平靜語氣

情緒卡關指情緒無法疏通，當困惑情緒產生，亞斯人的內在很忙，更無暇理解對方發出的訊息，好像鴨子聽雷。同理，面對面説話時，亞斯人無法分辨社交情緒，所以常愣住；但以書信溝通時，就能條理分明，理直氣壯。若亞斯人囤積的情緒太多，對方又以怒氣、嘲諷等負面情緒溝通，或用否定性語言責備，亞斯人的情緒本能就會反應，以二分法單項區別善意或惡意（如大聲就是在兇我），並為此反抗到底，結果愈吵愈烈。

要避免這種狀態，記得以「平靜語氣」溝通才能就事論事，問清楚亞斯人的想法，他用什麼標準衡量，知道他的原則後，才有辦法用道理説服他調整行為。

二、主動給予關心

亞斯人不懂求助，不會主動要求心理上的安慰，這是因為情盲，無法辨識與描述何謂「心裡難受」，說不出口，乾脆不求助。亞斯人的求助概念類似「求救」（叫救護車來的那種），因為他不需要情緒安撫，他想要的是求助後「你能幫忙做什麼，以解決這個問題」的結案方式。

最好平時主動給予關心，讓亞斯人知道你在乎他，表達時必須是「可見」和「實際」的。那種像電影橋段有感而發「突然」一把抱住他、「突然」激動支持他，對亞斯人來說，「突然」等同驚嚇。

關心的句子可說：「我想關心你，若需要，明天中午一起吃飯聊聊，聊那件讓你覺得不公平的事。」釋出好意後，不必馬上確定，亞斯人一次不能處理兩件事，他需要時間消化，等情緒稍降，才能思考你的好意。關心後隔一段時間靜待，給亞斯人觀察評估的空間，他覺得可信，就會自動靠過來。被觀察審核的速度，與親近度有關，愈熟悉的關係，背後資料庫建構夠多，反應就會快。亞斯人的情緒好像貓，不要太主動靠近，而是我們動作清楚、用意透明，讓他選擇自己過來。天寶說泛自閉者的特質，使情緒反應像動物一般，我想就是這個意思吧！

三、求助相關專業資源

1.尋求特殊教育專家幫忙

亞斯人學習能力低下，常是間接原因造成。如：感官超載、情緒卡關、太多挫折導致退縮、沒有自信掌握線索、無法應對預期外的事。孩子個別差異大，一定要個別觀察，才能找出適合他的學習方式，亞斯各不相同，也需要尋求特教資源協助。特教單位都會開個別化教育計畫會議（IEP），結合不同老師、單位、專業，針對孩子特性與需求，給予一致性協助。

尤其適應程度較低的孩子，在教導人際領域時，更需要特教觀點，從行為觀察、推理孩子在想什麼，並把所需學習的方式拆解成短小目標，利於孩子吸收。例如針對他在班級的情境，把「交朋友」這件事步驟化，練習傾聽為主，或以影片展示角色行為做情境演練。

2.家人也需要被幫忙

家人才是教導亞斯人最關鍵的角色，是最基礎的信任與安全基地，並協助亞斯人和新環境溝通。家人可從家庭日常引導亞斯人學習生活紀律、讀書習慣，並給予大量讚美，維持他們有效的行為，變成習慣。

在志明的故事裡，他的家人本身也有生活壓力，光是經濟問題和跑學校溝通，就占去很多精力，遑論每個家人還有自己的情緒問題。家庭能量是有限的，當覺得耗竭時，一定要向外尋求協助，否則累積的負面能量，會在家人間轉來轉去互相傷害，最後在家庭這密閉空間爆炸。

志明有人際困擾，志明媽媽則是多頭燒，兩人互相攻擊，難免擦槍走火造成肢體衝突，從此惡性循環。加上亞斯人無法理解情緒，不同系統的價值差異更會雪上加霜，若不及時覺察系統間的差異，亞斯人會變得更自我保護、自我中心，而照顧者也會受傷，從此保持距離，哀莫大於心死。

家人可以尋求政府的免費諮詢資源，找各縣市衛生所或心理衛生中心，請心理專業幫忙，至少情緒能被傾聽，再繼續討論怎麼面對生活。

B「人際迷惑」的春嬌

故事：被排擠

孤僻的男生被稱為一匹狼，但獨行的女生卻被視為性格古怪不好相處。春嬌剛入學就領教到人際關係難以捉摸，男女生自動分邊，下課時男生單獨或兩三個，而女生很快地都是一大群，什麼事都要一起做，上廁所也是。

春嬌試著融入團體，以為談話都該有一個目的，結果她們只是在八卦，她覺得聊天真累，聽不懂那些無意義的句子。春嬌覺得女生群很幼稚，總是在談逛街購物跟電視劇，她的興趣是法律，卻沒人可以跟她聊；那群女生也對春嬌俗氣的打扮、奇怪的興趣和粗魯舉止不以為然。春嬌喜歡跟老師交談，覺得這樣的談話才有內容，也跟男生聊得來，因為直來直往很輕鬆；但她如此言行，女生可不喜歡，她們嘴巴不說，私下開始排擠春嬌，在課業分組及活動上刁難她、酸言酸語。

春嬌是長女，承受不少家庭壓力，她並非不渴望友情，只是習慣了孤獨，她有自己的公平正義原則，硬配合團體也很痛苦。春嬌後來小心翼翼，不敢太高調，衝突吵架會讓父母擔心，也會影響學校課業。

課業學習、家庭壓力，加上人際上的指指點點，讓春嬌開始有莫名焦慮，覺得大家都在討厭她，於是她保護自己，築起一道牆。春嬌曾看過一些女同學秀出割手的痕跡，訴說壓力減輕有快感，她當時覺得荒謬，可是現在她在房間裡，也學著拿小刀輕割手臂，好似真有那麼一點放鬆的神奇感受。

亞斯心理歷程與解釋：被害銘記

青春期小團體多，尤其女生間互動複雜，表面話多，但真心話少，要有熟練的情緒解讀與應對才能生存，就跟宮廷劇《後宮甄環傳》裡，每個人各懷鬼胎一樣。女生團體的攻擊方式，常是背後說壞話，在精神面打擊當事人。

被害銘記的受傷反應

「被害銘記」指的是曾遭受長期不友善的對待，當事人留下被害的深刻感受，之後，當事人還是認為所有人做的所有事，都在對付他，自己是眾矢之的，導致每天戰戰兢兢、焦慮萬分、杯弓蛇影。春嬌可能被同學一直說成是怪人，「不想和妳同組」、「有問題是不是」……這些否定用語，加上歧視眼光，不友善的感覺，實在很難閃躲。或許團體排擠有她們認為的原因，但亞斯人無法理解，她認為自己言行舉止一般，邏輯程序也沒錯，但周遭人怎麼經常莫名對她生氣、責罵、指錯，最後只能解釋是「她們不懷好意、蓄意造成」。當感覺被迫害，認知就會順著升起防衛、對抗或沉默的保護策略。

此時若照顧者（家人、老師）不察，認為都是春嬌不懂人際關係、不合群的個人問題，這個心結就會更深，因為她根本不知道自己錯在哪裡，困惑、孤單、被遺棄及被指責內化成自責，累積的創傷和壓力也會導致退縮，愈來愈不相信任何人。家人給的傷害為何比較重？因我們在親近的人面前都會暴露出本性及弱點，所以被傷害時，我們會感覺到付出的信賴，和自己的弱點都遭到背叛，是雙重打擊。

選擇對抗比保持沉默好

春嬌生活在無法了解亞斯的社交世界中，經常誤解他人與被誤解，「人際挫折」才是引發問題行為的根本原因，並非是亞斯特質所害。亞斯人天天承受人際壓力，真覺得受夠了，也會用自己的方式（如以牙還牙、以眼還眼的具現行為）

報復，這當然會讓情況更惡化，無論是對抗或沉默，兩者都很糟，也都有後續傷害。對抗會讓人際衝突明朗化，每天不得安寧；而沉默則容易自我厭惡，最後憂鬱退縮。這些傷害的影響，直到成人期都會持續。

如果問題暫時無解，選擇對抗會比沉默好，也就是生氣會比內傷好，至少亞斯人還能選擇相信自己、決定反擊，不能解的問題就之後再說吧。我曾遇到兩位國中女亞斯，被排擠後自我厭惡，一個休學，一個轉學，雖然離開壓力源，但內在的自我厭惡（那個受傷的情緒畫面），會強迫自行浮現，影響日常，心靈自我保護只剩「逃避」。休學的那位最後「退化」，言行舉止退回國小低年級程度，混亂情緒變混亂行為，惡性循環；轉學的那位，割手變成習慣，她將傷口視為成就，可是讀書與人際問題仍沒有改善，沒多久又再轉學。如何幫助他們？請參看本單元後的〈教養大補帖B——如何耐心重燃孩子的動力〉。

社會人會怎麼做：順從友誼小團體

社會人的「自我概念」是一邊尋求自主性，一邊繼續尋求他人認同，以確定自己表現是否正確。青春期會索討他人肯定，像是便利店積點，在夠多肯定中才慢慢發展出自己的樣子。社會人以「討好他人」得到積點，但過頭了則有礙自我發展。

青春期的友誼運作，有興趣的人可參考公共電視單元劇《畢業生．自然捲》，談國中女生小團體的運作。參加小團體要交換祕密，拿別人的八卦來換；順從團體得到認同才不會被欺負；學習聊天時的臉部表情、說話語調、肢體動作，該怎麼樣才是「典型女生」，才被接納。

以上這些「不成文規定」，需要情緒腦解讀，才能「讀空氣」——他人散發出來在空氣中的情緒訊息；然而亞斯女孩，不但找不到切入對話的適當時機，又無法遏止想說的話脫口而出（即使忠言逆耳被嗆，還是非說不可），更看不出同儕間適當的性別行為（例如什麼是曖昧？真的不懂），自然就被排擠。

具體協助策略：接納與指導

青春期的友誼與國小相比複雜多了，即使亞斯人「模仿」也不容易成功，更何況刻意的行為複製，對社會人的情緒腦來說，可以區分何是「虛假的」、「表面的」，反而更造成反彈。我曾教一位亞斯先生每天回家主動抱抱太太，結果被妻子抱怨他不是真心的、很假，可是這已經是亞斯人很努力的行為表現了。

人際挫折過多後，亞斯人會逃避友誼，因為不知道怎麼做、不解好意、錯失機會，即使日後有機會發展，也還是會選擇逃開。青春期是社會人發展小圈圈的時間點，但反而是亞斯人與人群疏離的開始，此時可以怎麼做呢？

1. 表示你的支持

接納亞斯女孩，多陪伴，避免指責。家人的支持很重要，即使她感覺世界都與她作對，家人的支持仍可以讓她相信自己、抗拒主流。暫時先這樣沒有關係，因為在青春期否定自己、停止學習，反而更不好，先停止負面情緒滾雪球。

2. 青春期的友誼經營——被動交朋友

若是不善交際的性格，就別硬著頭皮做吧！底下有幾項適合「被動交朋友」的原則：

(1)突顯你的專長：除了刻意經營友誼，青春期認同的是能力，孩子總是仰慕那些能力很強的人，試回想那些成績優異，卻個性古怪的資優生，沒有人說他怪，甚至覺得「就是怪，成績才那麼強」。我們可以利用此邏輯的顛倒，讓亞斯人把精力放在擅長科目、運動或科學實驗上……只要夠強、夠精，就會有欣賞的人主動靠近，之後再從中挑選比較合得來的朋友。

(2)多傾聽少説話：亞斯人有個習慣，會無法遏止想説對和正確的事矯正錯誤，然而這和人際原則恰好相反，友誼關係是多傾聽才會加分。建議練習在內心獨白對錯是非就好，不必真的説出來，同時還要學習傾聽（假裝的也沒關係，別衝動指正就好）。

(3)説話時要有「均分公式」：如果兩人聊天對話，分享自己的事之後，至少要保留一半時間讓對方説，若三個人均分，則每個人約説百分之三十五的時間，若對方感覺很難過，很想多説一些，不妨謙讓一下，給對方多點時間表達。

(4)戴上微笑面具：微笑是好用的「人際工具」，聽不懂就裝笑、傻笑，可避免尷尬與衝突。面具是輔助性的，可以對著鏡子練習肌肉表現，主要是避免麻煩。

「被動交朋友」只要能區辨出誰喜歡你，或不喜歡你就行，然後只與喜歡你的人繼續交往。

割手的情緒辨識與引導

少數的亞斯青少女會學習同儕以割手方式排解情緒，比較缺乏自信、學業成績差者，還會伴隨翹課、説謊、暴食厭食等症狀，她們情緒表現漠然，會淡定地說自己空虛、不夠好、差勁。因這一類情緒無法被理解及接住，亞斯女孩卡在情緒的混亂裡，無法說清楚，長久下來自我厭惡，就會加劇割手行為，事後理性恢復，出現譴責自己亂割手的第二層情緒及第二層行為（如處罰自己）。

要幫忙陷入情緒的亞斯孩子，首先要接納她的所有行為，不指責對錯。行為只是情緒的表現，應把焦點移到原初情緒的因果來探討。若執意在短期內要她改正行為，後期情緒反彈會更大，應先針對情緒背後的需求，讓其滿足後，行為自會消滅。可用方法有：

1. 代言情緒

以個人化的方式教導孩子配對情緒，說出情境線索、情緒詞彙與結果，以因果方式串連，協助亞斯的認知腦吸收資訊，解釋她怎麼了。必須帶入亞斯特質與隱形障礙，讓孩子知道「這不是她的錯」，我們現在來學習「該怎麼理解」。

例如：在解釋「情緒衝動」時，可用「是不是彷彿另一個人做的，即使大腦知道也只能在旁觀看，完全無法接手？必須等到那個人做完，才能回神過來，接手後通常在收拾殘局？」

再如：「現在我們知道翹課、說謊、割手、暴食是情緒的表現了，把它跟之前能辨識的難過、空虛、痛苦、無助、混亂作連結。暴食，是因為空虛、壓力、逃避，想獲取控制；割手，是因為痛苦、無助、自責，想獲得補償……」重複練習情緒的配對理解，建構入庫。

2. 給予方法

情緒宣洩要改變舊有的路徑，對所有人來說都困難，如果割一刀可以又快又有效又不花錢，這誘惑太大了，然而眼下看不見的代價，如感染、傷痕、傷身……都是以後才要付出的。給予替代方案時，需要一點一點的改變，如：想暴食，告訴她吃一點沒關係，之後打電話給朋友找人陪；想割手，表示有情緒出現，抓一抓手沒關係，然後來找老師聊聊，順便給她看感染後潰爛的手臂，增加她對傷口代價的理解。當然這需要大量練習，新習慣才會成形。

切記替代方案是權宜之計，重要的還是盡快幫孩子建立自信、找到學習興趣及關係支持，我發現只要孩子「能對自己有掌握感」，就會比較快恢復對生命的動力。

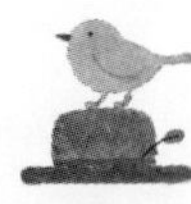

第九章 高中期亞斯

A志明的「專注能力」

故事：興趣之門

志明勉強升上高中，覺得學校還是很無聊，人際關係與課業成績也依然低落。倒是有次志明上物理課，看見老師在黑板上分析物體移動的各種向力：靜摩擦力、動摩擦力（含不同材質間的摩擦係數）、空氣阻力，他突然覺得很有趣。志明從小喜歡英雄電影，又對電影裡各種不合現實的破壞力充滿疑惑，覺得一點也不科學，最後是理化解了他的惑，他想知道更多專業知識，於是他第一次跑去問老師相關的事。

理科老師事前從導師那裡大略知道志明的事，當志明來問時，他不單純解答，而是留下幾道習題，要志明找資料、分析結果，試著自己解釋，下週再跟老師確認答案。在一來一往間，老師鼓勵志明往物理方面專精，想要知道終極答案，就得打開一道一道的門，深入進去，像是遊戲關卡的解鎖，而這些門就是現實世界裡的基礎學科、研究方法、大學教育。理科老師相信志明可以憑著興趣，找到學習方法，達成目的，因此告訴志明：「如果需要任何資訊，歡迎來找我。」

志明的高中時期從此沉浸在理科世界，他聽從老師建議，閱讀了幾位物理大師的生平，讓他的目標更加明確。志明的人際關係仍然不怎麼樣，但負面影響變得微小，當理化有所成就，其他學科的學習也一起提升。當志明專注與興趣時，他得到樂趣，完全忘記時間的流逝。

亞斯心理歷程與解釋：雷射一般的專注與深究

在陳豐偉所著《我與世界格格不入：成人亞斯的覺醒》中，他以電腦安裝不同作業系統為比喻，社會人是安卓（Android）系統（也稱大腦的神經多樣性Neurotypical，簡稱NT）：開放性強、相容性高，然因社交天性，要同時處理的事太多，導致效率較差；而亞斯人是iOS作業系統：封閉、講究規則與秩序，甚至有點強迫性格，情盲特性反倒可以摒除雜務，發揮雷射一般的專注與深究。當然這樣的二分法不是絕對，真實世界裡每個人都能有多種特質，並產生多種組合的特色行為。

亞斯特質的學習優勢，就是專注、開啟圖像式思考，尤其適合有邏輯的數理，能將事物極度系統化。因為具有雷射般的專注，相對「跟此無關的訊息就會忽略」，才會出現亞斯人是工作狂卻目中無人的初始印象。

如同前篇所述，亞斯即使有專注的優勢，然而人性裡「情緒才是老大」，任何要發揮能力的前提，無非為「情緒平穩，能力才展現」，而若要「能力極度發揮，情緒更要high起來」，high的具現化就是「興趣」。投入興趣所得到的成就感，可以彌補人際關係的缺乏與自卑，志明的興趣藉亞斯特質發揮，全心投入、得到掌握，開始覺得生活有趣。

先開啟興趣之門，接著打開專業之門

青少年要對一件事感興趣，必須融合好奇、知識、樂趣與成就，這仍然是情緒先導。然而要有情盲的青少年亞斯「自己產生興趣」很困難，如果沒有他人引導，多只會待在封閉熟悉的領域維持穩定。成人一定要主動帶領青少年亞斯，在生活裡增廣見聞、提問解惑並給予肯定，他們才有探究興趣的動力，先從好奇與知識面下手，培養出偏好，再等它慢慢融合為樂趣，並進一步產生成就自得其樂。

青少年亞斯最初對興趣的態度，跟吃中餐的選擇一樣：「隨便啦，吃什麼都好。」等到實際接觸後，又很快嫌棄：「我不喜歡。」不想接受安排。這有兩種原因：一是該興趣與預期的不同，直接放棄；二是學習過程碰到人際關係而閃避。了解原因很重要，才能對症下藥解決阻礙，而不是二分法的「有／無」。

進一步加強興趣的動力，可與「實用性」連結，結合現實面，描繪整個興趣產業鏈的相關事物，說明知識與專業如何累積漸進，像故事一樣有頭有尾，有著遊戲裡一道道的關卡或門，最終達到想要的生活。志明的故事是參照天寶．葛蘭汀的高中時代所寫，有個好老師帶領他開啟興趣之門，接著打開專業之門，每道門的因果連續性，讓天寶了解時間元素及學歷的重要。一旦開啟了，他將積極規劃職業發展及他想要的生活。

社會人會怎麼做：廣範圍體驗，後期才會明朗

「嘗鮮」是人性裡避免無聊的短效刺激，由於社交天性，活躍的情緒系統會

受人際互動、新鮮刺激及多種資訊吸引，而去嘗試各種事情，也因為這樣，社會人容易分心，凡事三分鐘熱度。因為選擇太多，可考慮的因素龐雜，社會人很難確定自己要什麼（亞斯人是無感受，不知道要怎麼選；社會人是感受太多了，不確定要什麼），加上情緒的想像力，社會人容易想像「可能發生的困難」而卻步，無法單憑樂趣向前衝，會反覆確認：這條路可不可靠？投資報酬率為何？不想做白工。亞斯人就不同，他們窮究其理，一試再試直到每種可能都不行為止（遵其邏輯，而不會類推結果）。

社會人發展生涯與興趣之道，是讓孩子廣範圍體驗各種事物，鼓勵嘗鮮，同時維持課業水平。多次的體驗與不斷發表個人想法，大約到了成人前期（大學畢業前），自己就會組合起來，決定未來。

具體協助策略：激勵學習的建議

一、以特殊喜好激勵學習動力

天寶．葛蘭汀的高中老師告訴她，如果她真想知道那機器有如此效果是怎麼來的，就必須學習學校裡那些無聊的科目，好讓她高中順利畢業上大學，然後變成科學家去解開答案。當時天寶第一次真正明白「時間的連續性」，要從現在抵達未來，就要一直線地完成學歷，才能繼續做她有興趣的事，這層認知一直是她驅策自己完成學業的動力。

「讀好書，未來才有好工作」這句話本身不具體、因果模糊，也看不見實用性，撼動不了青少年。最有效的是具像化的實例刺激（圖像式思考），實際參訪有趣的工作場所，以建築為例就是工地現場、建築師事務所、實驗室等。這樣可以讓「職業」的概念變得真實，並連結起就讀的課程和行業之間的關係，也就是「實用性」。若參訪不可行，使用大量圖片或影片說明也可以。

要將興趣結合職志，就要發揮「專業」，又分「理論構成」和「實用技術」，前者是大學，後者是高職體系。以餐飲為例，前者可研究烹飪的分子論，後者是廚師職業訓練，最後都可以走向「發明與創造」，發展新理論或創意菜色。支持亞斯人發展專注的深度能力，不必然要遵守智育的成績迷思，把職業和想要的生活作結合，以「地圖式」的進度發展，就能適性發揮潛能。

二、利用電玩譬喻，連結學習與實用性

手機和電玩已全面入侵現代社會，並視為基本配備了，更何況手機遊戲免費下載。這類設計之所以吸引人，是它具備了冒險要素、等級上升、角色化身和即時回饋的獎勵機制，幾乎無人可抗拒，與其禁止，不如好好利用。

諸如遊戲裡的新手村、闖關道具、成就解鎖及團體性的組隊合作、公會規定，現實裡不容易說明的人際概念與社會規範，都可用遊戲作譬喻說明，並繼續延伸。例如告訴孩子：「如果你是騎士角色，懂不懂亞瑟王與圓桌武士的歷史，又要具備什麼能力與作法，才能帶領武士團隊。」找出遊戲與要學習的事物間的關聯和實用性，刺激孩子延伸學習。

家長也許害怕孩子沉迷電玩，但有利必有弊，因此不是放任他玩，而是設計合理的時間和獎勵機制，家長必須堅定地執行。剛開始建立制度會比較困難，之後變成固定規矩，就不必為成癮這檔事吵翻天。說真的，真實世界比電玩好玩太多了，只是事前準備期較長，若孩子多選擇電動遊戲，其實大人也要檢討自己是不是太忙碌，沒時間陪青少年，導致他沒有別的選項可選，只好躲在水泥叢林

裡，滑開手機裡的幻想世界。

三、交換條件的動機引誘

帶亞斯青少年體驗真實世界，之後他才知道有什麼興趣可以選。不過新環境也會讓他焦慮與卻步，因此事前需詳細說明環境、過程、可能人數、預期結果等資訊，最好同時給他看現場照片、活動花絮彌補他的想像。動機引誘則可以談交換條件，例如：跟著父母參加社區大學桌球課，回來之後，他可以得到什麼想要的東西或遊戲時間。

條件交換只是誘因，真正的目的是強化他的社會接觸，增加對新環境、新活動資訊的建構能力，並從中模仿人際團體的社交基礎（如說請、謝謝、對不起）。建議父母一起參與，把青少年當隊友，並以身作則，成為供他觀察的認同楷模，從旁提供指導，協助青少年做得更好。當參與社會活動變成習慣，並能自己抓取人際互動的線索，也就間接教導了亞斯青少年自主解決問題的能力。

B春嬌的「愛與性」

故事：初戀

春嬌跟社團學長一起逛「角色扮裝」（cosplay）活動，結束後他們在戶外長椅上喝飲料休息，高中後她難得遇到有相同興趣的學長，在課堂外能放鬆說話。回家時學長牽起春嬌的手，一起走向機車停車場，她充滿疑惑：「牽手要幹嗎？我可以自己走啊！」接著學長還拉機車後座的她雙手環抱，一路載回家。春嬌問了爸媽這件事，他們說這是學長想要追她，肢體碰觸是種曖昧，他們問春嬌是否喜歡學長，她說：「嗯，就只是朋友啊！」

春嬌自己也不知道為什麼，最後還是答應跟學長交往。春嬌是這樣想的，難得有人對我這樣好，可以試試看，她想「如果他喜歡我，我應該也喜歡他吧」。

沒想到談戀愛累死春嬌了，她不知道要做什麼，一開始都是呆呆的順著對方要做就做什麼，很多事無法反應，像是情人節浪漫送花，她就覺得我又沒有喜歡被拔起來的花。交往一陣後，春嬌開始不自在，學長的親密動作太多了，但她真的沒感覺，擁抱實在又熱又黏，而且學長管很多，糾正她的脾氣與說話直白，說她都不懂他的心意。他們的爭吵變多，誤解加深，當春嬌正在困惑「戀愛很莫名其妙」的時候，學長傳來了要分手的簡訊。

亞斯心理歷程與解釋：愛情是一套劇本

「談戀愛」是兩人關係親密的發展，同時動用情緒、感官、訊息傳達及性別角色，有很多模糊曖昧，是人類人際交流應用的最高段，這與亞斯人「簡單、明瞭、明確」的原則超不同。在戀愛關係裡，亞斯的見理系統大概是這樣建構：第一是身分的認定——是不是男女朋友？第二是合理合情——朋友是朋友、情人是情人，沒有那種友達以上，戀人未滿的曖昧區間，有些事或隱私（如親吻）就是要情人身分才可以做，也才符合愛情的劇本。

以「身分」認定關係及該做的事

多數亞斯人較為被動與考量現實，記得「合則來、不合則去」的原則嗎？接受告白時，她會先把自身缺點全部交代出來，像是點交貨品一樣，有自信的亞斯會傳達「如果你能接受，你就來吧」；而自卑的亞斯則期盼「如果你能接受，我就跟吧」。亞斯人在關係裡需要正式的確認，有什麼身分才做什麼事，界線依身分決定。這只是大原則，還要視亞斯人對於愛情的知識、模仿和拆解程度，但主要都是認知性的，比較不會出現「轟轟烈烈」的感受。

如果亞斯人主動喜歡對方，在追求過程中，可能會不懂界線而有跟蹤、一直盯著看等行為，這比較像是兒童式的喜歡，多發生在青少年身上，成人出社會後就比較懂得自制。要留意的是，由於不懂不可見的戀愛潛規則與曖昧模糊，在身分認同及合理下，亞斯女孩容易遵從指示，順從了自己還未真正同意的親密行為。當時不清楚，事後情緒理解後會覺得受傷，變成無法消解的情緒銘記。亞斯人當時若只有「默許」，則事後反悔的機率很高，代表當時並不是真懂，而是無法反應，因為情緒反應會有時間差。如何教導亞斯人面對戀愛，多與他（她）討論各種情境應對，有助於概念建構與事前準備，也可以死背幾個應付方法，如不懂其意時，如何先拒絕保護自己。

忠誠與固戀

亞斯人對於已經確認的愛情非常忠誠、天真與信任，伴侶是情人也是好友，一如愛情語句所述「把自己交給對方，一諾終身有效」，尤其是亞斯女孩。

另一客觀因素是，對亞斯而言，人際關係需要非常久的時間，才能真正確認與適應，即使是男友或先生的身分也是，要從標籤到真正心裡認同，往往還要好幾年時間；而一旦確定後就會習慣下來，不會輕易切斷關係，因重新適應又要驚心動魄花好久調適。這同時也能解釋即使對方惡意、羞辱、背叛，轉換不易的亞斯人寧願處於矛盾，也不太容易離開。

青春期的亞斯女孩，有些性格敏感且長期孤寂，會特別渴望有人對自己好、懂自己、接納自己那些連自己也不懂的部分（即情盲卡關之處），覺得有人追求她就想在一起。有些亞斯女孩交往初期，會先把缺點全盤托出，警告對方自己的壞脾氣、性格古怪，若對方（客套地）說：「沒關係啊，我接受。」她會歡欣相信，而後頻繁黏依，以為找到真命天子。

長期孤單又涉世未深的年輕女孩，為了有人陪和被肯定，也會依社會標準，特別裝扮外表，增加吸引力，掉入身材和容貌的迷思，有的甚至會因對方美言幾句卸下心房，展示身體以獲取好感。

曾在人際關係和愛情裡受傷太多的亞斯女孩，有些乾脆劃清界線，一輩子打算一個人，不過她們仍需要「陪伴關係」，於是有些人會產生「固戀」：指放棄真實關係而尋求替代物，不需交流，也不需身體接觸，把情感投射其上，以想像中的關係支撐自己（例如跟隨偶像，並用偶像的形象跟自己説話）。

性的感受很混亂

談戀愛一定會有生理接觸，如親吻會增強感官感覺，產生激情，營造你儂我儂的融合感。元代女文人管道昇的《我儂詞》：「你儂我儂，忒煞情多，情多處，熱如火。把一塊泥，捻一個你，塑一個我，將咱兩個一起打破，用水調合，再捻一個你，再塑一個我，我泥中有你，你泥中有我。」意思是在愛情裡「你即是我，我即是你。」你我已成一體，沒有彼此之分。這種多層次多感受的融合，看在容易感覺超載和統合困難的亞斯眼裡，反而感覺「什麼都融在一起，真是太恐怖了」！

具有感情的性行為會連結性需求、親密感、自我界線，資訊根本超載，性的愉悦混雜著焦慮和不知所措。性愛當下，有些亞斯女孩本能反應舒服（情緒腦），但事後突然埋怨是對方強迫、非自己所願，怎麼可能會答應做這樣的事

（認知腦）？性行為不被感受是性與愛的結合，而是神經系統過度勞累，讓她無法適應。這部分與兒童亞斯挑食的生理原理雷同：無法分辨感受意義，儘管多數可以適應，但不愛；少數甚至感到困擾。

社會人會怎麼做：愛情三元素——承諾、激情、友情

愛情是很難捉摸的，愛的關係並不是由共同興趣的伙伴或室友組成，情緒先行，情人眼裡出西施，合情後什麼都合理了。愛有變化性、獨占性，關係有互惠性，若真要定義的話，一九八六年美國心理學家羅伯特．斯坦伯格（Robert J. Sternberg）提出了「愛情三元素理論」，指出應包含「承諾」（該有些犧牲）、「激情」（性與愛的結合）、「友情」（共同的興趣與生活），有興趣的人可以進一步查閱。

性愛的學習上，社會人會先從各方得到隱晦的性知識及性行為概念，進行想像與類推，並與自己身體反應結合，從自慰中想像性與愛結合的感官興奮、精神釋放及快感。即使第一次性經驗手忙腳亂，也會迅速吸納與修正，整體來說是美好的感覺居多。

具體協助策略：愛情是可以討論的

一、需要更久的時間再作判斷

教導亞斯女孩對於愛情不要馬上做決定，無論是回覆對方的告白或向對方告白，設定一個時間（至少兩週）再決定，並利用這段時間與信任的人討論。

教導亞斯正確觀念：「願意與妳一起走進親密關係的人，應該要能接受真實的妳，甚至應該因為妳的奇怪而愛妳。要確認這件事需要時間，而不是一時的衝動或找不出理由拒絕，所以勉強答應；要讓對方說出愛上妳的理由，同樣的妳也一樣。」讓她知道「感情是需要時間累積」，而不是「有」或「沒有」一翻兩瞪眼，必須靠溝通、互相關心對方才有累積，因此答應當男女朋友只是開始，不是認證（包括婚姻也是），要繼續經營。

至於「要不要告訴對方自己是亞斯人」呢？建議等感情磨合一陣再說，當關係愈親近時，亞斯特質會自然展現，到時候就可以討論。一開始就說自己是亞斯有個缺點，等於引導對方去看「亞斯」，而不是看「妳」，且青春期戀情即使說了，對方大概也不懂何謂亞斯，反而以刻板印象看待。

要先認識自己是什麼狀態（不可見的搞不懂）？會如何堅持（固執原則）？有什麼需求（需要陪伴大於性愛）？自己要先明白了，對方才會知道怎麼與之相處，才有所謂合適的伴侶。切記「彼此合適」都是磨出來的，「天作之合」跟壓縮機是日本製造的一樣，非常稀少。

二、父母的後盾角色：給予支持，給予參照

「兒童已達，成人未滿」的青春期，身心變化巨大，每個青少年都想自己面對，但事實上他們都需要協助，只是伸出援手時，要顧及他們的自主權，指導時不要太強硬，讓他們有空間選擇，試錯再改沒關係。

關於戀愛的點點滴滴，與其苦口婆心，不如拿一個具體範本說明，注意亞斯人需要可見、程序性、邏輯的陳述，找一個有細節的愛情故事，或把家長的戀愛史拿出來當例子，以其中的「社會劇本和角色行為」作為參照來學習。從愛情故事中可以看到個人外在形象——合適的髮型、得宜衣著、清潔修容和簡單化妝，再延伸到性別話題——愛與性，告訴她值得被人珍惜。愛情故事也可以透過書籍或電影討論，只是不要找言情小說（太欠邏輯）。

當亞斯女孩處於愛情關係裡，父母也需要繼續支持和理解，留意以下這個現象：若亞斯女孩的行為違背了她本來的原則，就要問「怎麼了」，找出情緒卡在哪裡。因亞斯的處世原則通常不輕易妥協，若出現反常或妥協，一定要主動發問與支持。亞斯女孩可能不知道怎麼說才好，因此平常要夠了解自己的孩子，才會知道她的原則是什麼，也才能對照行為前後差異發現異狀。

三、如何談論「性」

現代孩子大概小學就開始對「性」有所好奇與誤用，中高年級就會用手機網路亂找性話題，以不雅比喻和刻板印象談論性。青少年亞斯因為讀不懂情緒，往往過於坦白自己的好奇，在公開場合談性，結果成為被取笑的題材。

性教育可由同性父母說明，內容需包含身體的變化、夢遺、月經及性慾、性行為，及早說明性的生理機制，讓孩子有性衝動時不會感到內疚自責，以為自己有問題。建議使用讀本及大量圖片說明，讓亞斯孩子較能吸收，《花樣少女——身體和心理的祕密》、《陽光少年——身體和心理的祕密》都是不錯的繪讀本選擇。

【青少年期亞斯】重點提示

被誤解和誤解他人後的亞斯故事（本文為改編故事）

國三亞斯男孩，來自單親家庭，與父親同住，常以各種理由（沒錢吃飯、沒車錢返家，但聲明會還錢）向同學、老師小額借錢，而被通報處理。老師向父親詢問後，才知這並非第一次，在上所學校也是這樣。父親愈來愈不知道兒子在做什麼，課業、生活及人際一塌糊塗，借的錢都拿來買東西吃和上網咖，父親曾讓他去親戚家工作，結果當天不但爽約，還說謊，蹺課蹺家更是家常便飯。

晤談時亞斯男孩有問有答，但講得不多且沒什麼表情。第二次晤談時，他蹺掉了，再出現時則是來借錢，他要借兩百元，我二話不說直接給五百元，然後關係就建立起來了。他說學校生活沒有朋友，也沒有成就，父親因工作關係常不在家，放學後都是自己一個人，無事可做。我問他蹺家那幾天怎麼解決住的問題，他說他住網咖或便宜賓館（可是他未成年，這部分很可疑）。談話時也留意到，他沒有表情起伏，說謊也面不改色。

離家或搞失蹤，也是亞斯（及泛自閉者）會出現的選擇，看似嚴重，但所有行為都有原因，我的解釋是「遇到難題無法溝通」、「逃避該做的事」、「家裡沒人陪」，最後他讓自己「自由地去玩，透透氣」才不無聊，沒錢了就自行返家。每次離家或失蹤，大概可以反推他的壓力指數破表，所以情緒自找出口了，晤談就從這些遇到的難題開始，討論怎樣更有效地過他想要的生活。

一、青春期的特性

青春期是人一生中身心變化最劇烈的時期，身心發展成熟，不僅影響身體，也影響認知形式——具有如何解釋某個經驗的能力。在身體變化的同時，青少年同時也面臨自我認同的追尋，探求人際關係及未來人生的預備。

二、父母該介入的部分

溝通是兩人不同觀點的呈現，請見下圖，溝通結果最後將交集在情感回饋與兩人共識上。圖中叉叉是亞斯人卡關、無法理解之處，包括自己的情緒、對方的情緒、無法回應對方情緒，以及情境中不可見的約定俗成（社交共識）。因此亞斯人、社會人在溝通上才會困難重重。

青少年的人際影響力，已從家庭移到學校，從父

亞斯人與社會人在情境中的溝通困難

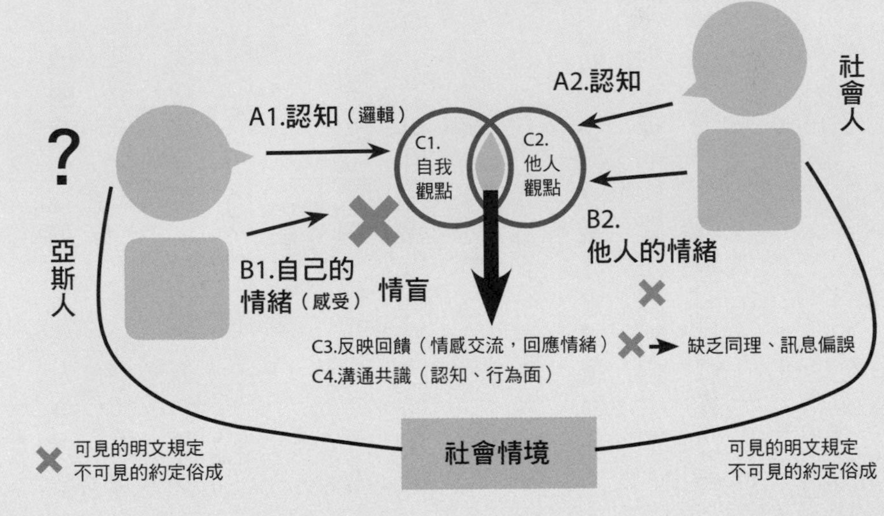

母轉到同儕，亞斯人同樣地會在乎別人對他的看法，卻無法從人際觀察裡，摸索出不可見的潛規則。這部分的學習需要父母介入協助，如果兒童期親子關係良好，進入此階段會比較容易接受建議，但自信低的青少年可能無法接受「我有亞斯」的打擊，此時不妨先以解決問題為主。

三、強調優勢

不用特別強調亞斯特質的弱勢，主要協助點放在：1.專長能力的發揮，找出優勢並讚揚；2.問題解決取向——如何完成想要的目標或生活；3.人際關係的引導，如被動交朋友。

此時父母的權威、權力仍然在，善用它作引導，男孩需要楷模認同，並有形象示範；女孩需要情緒支持與陪伴（因女孩社會適應較強，情緒穩定，能力就能發揮），並留下孩子能選擇的空間，訓練自主性。記得亞斯學習的方式，以圖像式思考、社會範本、大量的具體實例為主，其中也包括感情、性與愛的學習。

四、父母也需要照顧自己

家庭的經營不是只有教養孩子，夫妻關係、家事與家族議題都屬於經營範疇，父母也要留時間給自己，生活勿以孩子為全部重心，不妨把家事釋放出來，全員一起分工，只要規則明確、責任清楚，孩子就會幫忙。此階段父母仍是重要角色，由於外界對亞斯的誤解仍多，因此背後的支持很重要。父母若覺得自己精疲力竭，有需要一定要找專業人士幫忙，也可以為孩子建立日後主動求助的好榜樣。

【教養大補貼B】如何耐心重燃孩子的動力

「放棄主動性」的孩子

你會發現有的孩子「沒有欲望」，你給他什麼，他都不在意，並且放棄學習，未來沒有目標，過一天算一天。但他會把握現在，今朝有酒今朝醉（被動的享樂），那些必要的生活常規，對他毫無意義，能拖延幾件、少做什麼，就算賺到，以「逃避」為主。

孩子在校不想寫作業，因為覺得沒有意義，會用各種方法忘記，能逃就逃，不認為寫作業是學生的本分。（這裡排除把引人注意或違法犯紀當工具的孩子，因為他們仍有主動性，只是行為負面，譬如偷竊、說謊、暴力，是為了得到什麼而積極運用，呈現的是負面的主動性。）

你罵他沒有用，因為孩子自己也不知道為何如此，說不出來，他被家長和老師歸咎是個人懶惰、投機，乾脆放棄辯解。對他施以處罰，結果通常更糟，他不會聯想到這是希望他把事情做好，反而為了逃避處罰，做出更多負面行為。

沒有動力的孩子，是所有類型中最難帶的，激不起火花、沒有興趣學什麼，甚至不想與人建立關係。沒有動力等於放棄生活，對他苦口婆心也沒用，好像你要拖著他沉重的身軀走動一樣。過去我們說填鴨式教育，碰到這種學生，連「填」都填不進去。

喪失動力的兩項原因

喪失動力的孩子，大約有兩個方向去推測，原因不同，協助方式也會不同。

● 嚴重心理創傷：被暴力、性侵及長期情緒漠視

這一類大家耳熟能詳，孩子被暴力、性侵及長期情緒漠視後，身心幾乎都當機，無法再信任他人與建立關係，心靈封閉。創傷過於龐大時，孩子會一夕之間改變，能明顯分辨出來，例如愛笑的孩子不笑了，有些倖存下來還未當機的孩子，則選擇壓抑、強顏歡笑，假裝事情沒有發生，但仔細觀察行為模式，還是能找到受傷痕跡。孩子長大後，創傷會在某個時間點，要求當事人還它一個療癒的機會，然後舊傷的痛就會再出現。

● 心理學習工具障礙造成的隱形障礙

這一類大家比較沒有概念，因為並無明顯異常，且行為從小常惹禍，若孩子偶爾表現好，還經常被大人視為「你看，果然想做就可以，都在偷懶、投機」。隱形障礙是心理學習工具障礙，包括智能障礙所引起的整體能力（認知系統與情緒系統）低落、過動症的注意力不足、泛自閉（亞斯）的情盲（認知腦強、情緒腦不能用）、學習障礙……這些被擋住的神經系統看不見，孩子自己更不會知道那是什麼，學習效率低落，且大家都說他偷懶、投機，不知名的挫折加上被指責，他也只好承認自己是「爛咖」，因而喪失動力、放棄學習。

隱形障礙不像創傷，會一次來個大的，而是長期累積的，小學階段勉強可以度過（靠死背），到了國中，環境變動、課業難度及人際關係三重壓力，隱形障礙在這個時間點都會爆發出問題。若小學沒發現，到了國中才要調整，會遇到神經系統的慣性和自我認同議題，很難變動。當學校生活湊齊了「上課聽不懂」、「下課沒朋友」及「老師針對我」三項因素後，便會發動「拒學」了。

以「實用性」作引導，耐心重燃孩子的動力

這種情形下，過日子的亞斯孩子不會考慮未來，只有短視近利，有棉花糖就

立刻要吃，不懂再等一段時間，就能一次拿兩顆的道理，也難免會有過動和衝動的情形。

根據這個特性，「立即回饋」及「實用性」的訓練性質較具有吸引力，實用性指的是生活智慧，學了馬上用得到，通常是課業之外的東西。實用性加上立即回饋，有做就會有收穫，或馬上有讚美與肯定，因此兒童期的訓練，用「點數交換獎賞」的制度是有用的。

到了青少年期，他們不稀罕物質獎賞了，若要發揮「實用性」的引導與訓練，要多利用社會和生活情境，例如露營的知識與能力，實作後才明白學哪些知識是有用的，就像森林小學的經營理念：學以致用。其他如自然勞作、科學實驗、各項競賽，這些具挑戰性的非物質成就，都可以拿來刺激喪失動力的孩子。

如果生活在城市，可以就地取材，如戶外各種遊樂設施、到商場買東西、DIY勞作、廚房煮飯、唱歌跳舞，甚至連電玩都可以（如益智類較具挑戰的遊戲），只要能引起孩子興趣並立即回饋，都能加以運用。當然不要忘記，方法的設計是讓孩子獲得成就與動力，但無形的肯定、讚賞、陪伴，才是真正恢復他們內在動力的力量。

或許有人會質疑：用電玩作為引導及訓練好嗎？認為電玩「沒用、不正經，還會上癮」。不，不會這樣，一來必須設計制度，且堅持讓孩子在範圍內使用；二來也是最重要的，孩子都放棄希望，過一天算一天了，最要緊的是「先救命」拉他起來——產生動力比什麼都重要，有效的方法就是好方法。

往後再從電玩去延伸對現實世界的興趣、角色認同，像找到興趣之門和專業之門那樣，我們最終的目的，是協助孩子回到場上（不一定是學校場，可以先從生活場開始），因此「布局」很重要，需要時間、結構及家人無條件關懷與支持。家長和老師也要認知到，實用性的引導需暫時放掉對課業的期待，並允許轉換期讓孩子慢慢試探，就像要讓溼掉的柴火重燃，需要正確的步驟，以及更重要的耐心。

關於「時間」如何產生作用，我有一個小故事。曾有案主帶著他的自閉症弟弟（三十五歲）一同來諮商間晤談，弟弟很乖，但無法語言表達，坐在旁邊發呆、玩手機，等結束時再和哥哥一起離開。我怕他無聊，第二次晤談時主動打招呼，並給他一顆糖，起初他充滿懷疑看著糖（但把糖吃了），第三次他充滿懷疑看著我（仍把糖吃了），第四次碰面時他認得我了，開心地看著我跟他哥哥談話，結束後還跟我揮手說再見。第六次是家訪，他看到我就積極地拉我的手，示意要我坐椅子，然後又帶我去看他家的熱帶魚，再帶我坐回椅子，滿臉笑容與我對望，我們雖沒有辦法對話，卻充分感受到他的熱情。這段經驗證明，要恢復亞斯人對日常生活的動力與興趣，他人的無條件支持和互動很重要，因為亞斯孩子不會「瞬間頓悟」，他很需要「時間證明」。

第四部
成人期亞斯的社會適應與生活建構

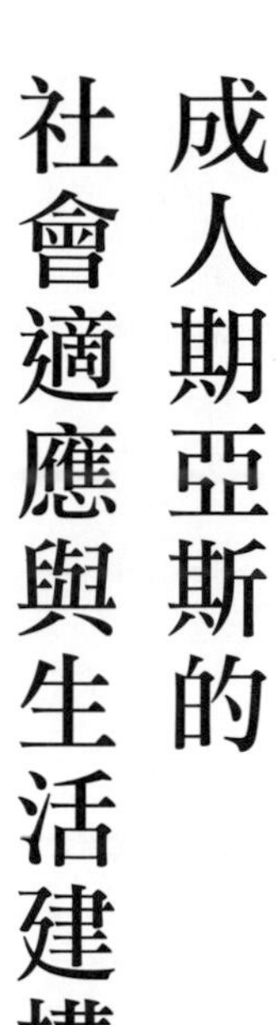

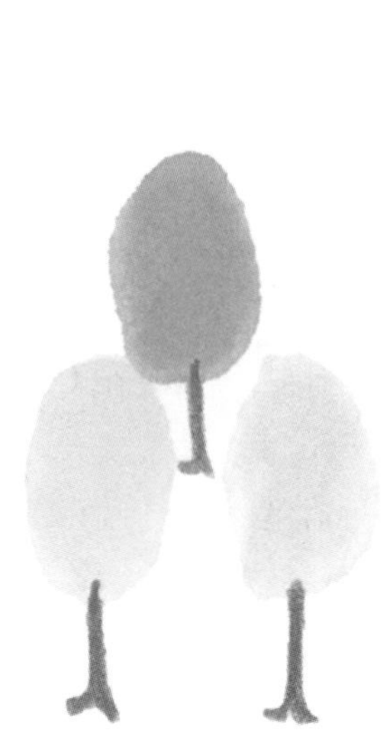

成人期的亞斯人慣用理性，但人際關係需要的是彈性；社會人慣用彈性，但做事情需要的是理性。

寫在前面

擁有亞斯特質的人，兒童期會受特質引導，由於相似的行為特徵，導致看起來有共通性；然而到了青少年、成人期，性格（個體的主體核心）是主觀的個人意識，此時特質所校正後的經驗與感受僅是背景資料，性格才是決定個體怎麼做的主要因素，決定積極或消極，個別差異的表現十分不同，在成長歷程中也建構出不同的獨特性。

一般特教書的描述對象，多專注在已確診的特殊兒童身上，希望及早給予協助，並根據診斷的典型行為延伸對策。然而醫學上的確診通常只是一線之隔，亞斯特質社會化後，不見得明顯影響生活，未成年亞斯若能安然度過求學階段，再經過社會化與模仿，成人期後根本難以分辨。即使感覺有些怪怪的，也僅被認為是個性問題，日本知名精神科醫生平井孝男曾說：「教科書上所記載的那些判定病名的基準，多半談的都是純粹、理想型的症狀，現實情況中，其實都會混入各式各樣的症狀。」

成人期亞斯以高中作切分，因為此後的決定與挑戰，將比前兩期環境需要更多自主選擇。現代社會跟過去型態不同，教育及學習不若以往嚴謹、填鴨，自由度變高，且年輕人留在學校的時間拉長，若研究所畢業後才出社會，至少也二十五歲了，但心理卻不一定成熟，此為「成人前期」。出社會後則更為複雜，各行各業不僅有專業倫理，也融合了服務業的精神，強調與人互動，對於亞斯族群都是前所未有的挑戰。

社會化是個體從人際應對中學習社交共識，並有所建構、調整，亞斯人即使不懂人際潛規則，也能以人類學家的角度，觀察情境分辨線索、背誦社交行為，而有不同的適應程度。例如有些亞斯人聽不懂應酬話，發現點頭微笑就可避免麻煩，因此他不再打破砂鍋問到底，只要假裝微笑即可。同特質、不同性格及不同社會化的學習，讓成人亞斯有千萬種差異，不可一概而論。有興趣的讀者可參閱《人類使用說明書：關於生活與人際難題，科學教我們的事》，作者卡蜜拉．彭被診為ASD及ADHD，卻能以科普角度解析世界及人際互動，學習如何「將心比心」。

志明與春嬌熬過十八個年頭，環境無論好壞，也總是要生存，他們過去經歷了辛苦的同儕壓力，靠自己拚命努力，模仿社交和社會角色，抵消了幾個明顯的亞斯特質——他們幾乎都能直視對方眼睛，社交上也不再一個勁兒地談自己，會順著對方的觀點傾聽對方，並以運動習慣克服感覺統合問題。成人亞斯若能適應社會，同時有專業能力撐起工作角色，其實與一般人無異，但他們仍要面對內在任務的挑戰：職場人際、關係經營與自我認同。

給社會人：如何與亞斯人相處，以三項指標自我提醒

如何與亞斯人相處，必須先知道亞斯特質的影響，是相處的模式上，情緒交流被阻礙而產生誤解。若相處上常常卡關，覺得對方固執又有違和感，不妨從成人亞斯的觀點再審視看看，以三項指標自我提醒，若發現對方其實就事論事、實事求是，聽不懂弦外之音，就能大膽去除「是他故意」的解釋，冷靜下來而重新相處。

指標一：情緒與認知間的違和感

社交系統裡，關係愈深情感回應愈到位，互動性佳，不需言語也有默契，當

一方感覺到什麼的時候，對方也能呼應，例如一起興奮、共感傷心。在與亞斯人的關係裡，直覺情感應該深厚，但感受總是怪怪的，亞斯人說信任你，但你卻「感受不到情感間的連結」，有情緒與認知間的「違和感」，也就是「我知道，但我又不確定」。違和感是因亞斯人情緒和認知不同步而「無法回應情感」，若不自我提醒，會以為他不在乎、反覆、冷漠無情，之後就真的跟他疏遠了。

指標二：情緒以物理性二分

以好友互動為例，當吵架時向亞斯人反應：「你都沒有認真聽我說話、你都不知道我想要的是什麼，也都不表達你的感受……」亞斯人看見你哭，拍拍你，但他無法回應剛剛的「情緒問題」，沉默許久後說他真的很重視這段友誼，他要回去想一下怎麼回應。

隔天，他講了一段與你情緒無關的話，然後問：「所以，我們還是朋友嗎？」用下結論的方式確認關係還在不在。這是物理性二分法，情緒的內容被忽略了，只會問：「還是朋友或不是朋友？」「若不再是朋友，我會尊重你。」依然不針對情緒作回應。

對於朋友吵架，亞斯人不懂原因，雖然也會覺得難過，卻沒有「為關係即將斷裂的難過做出感覺和表現」，焦點總是放在思考如何解決問題，也不作溝通，逕以自我中心觀點下判斷。情緒被物理性二分，明確的有或沒有，而不是怎麼了、為什麼、需要什麼……這種處理方式不會隨關係深淺而調整，一直存在，同樣也具違和感。

指標三：成長史中皆能發現

前述兩點亞斯特質的影響，會一直存在，只是程度不同而已，因此在對方的成長史及過往事蹟裡都可以發現足跡，這表示他是對所有人都同等對待。

給亞斯人：出社會後的挑戰

●職場人際

適應社會是生活的基礎而已，成人亞斯若能上班，工作難度通常不是問題，然而「情盲」會影響同事關係，社交需要哈拉聊天、交流與合作，沒有工作不需要社交的，若選擇作業員或會計等較少與人接觸的工作會好一些，若從事推銷或服務業則很快出狀況；而談戀愛及建立家庭，涉及與另一個人互相照顧與依賴，若無法回應伴侶情緒，將令對方深感挫折而導致分手、離婚。

●關係經營

先生：「老婆，妳生日想要什麼禮物啊？」

妻子：「不用啊，你愛我就好了啦！」

先生：「哦，好的。」

妻子：「……」

這是前面提過的笑話，如果真的發生在婚姻關係裡，心意沒有表現就會損傷感情，社會化後的亞斯人也許能「猜到」女友要禮物，但若是再問他：「你要送什麼禮物呢？」他就會不知所措。如何解讀相處的線索，掌握關係和情緒資訊，猜出送禮方向，也是一門功課。

●自我認同

亞斯人的情緒腦，無法經由學習挽救神經系統的問題，只能以建構資料庫的輔助方式，逐一熟悉生活情境。但這一點對於職場人際與關係經營，通常有很大挫折，因為「關係場」是兩人（含以上）使用情緒和認知互相回饋、共同構築的，不是自己說了算。要能知曉有兩個系統存在，啟用輔助性溝通，需要自我認同——「我接不接受自己有亞斯」，才有選擇是否該跟同事、朋友、伴侶坦誠「我是亞斯」的議題。認同自己有亞斯，接受優劣勢的事實，才願意想辦法調整溝通，但這很不容易，多數人仍認為這是「缺陷」。

●成人亞斯，男女處境大不同

性別特質對兒童期、青少年期的發展影響甚多，男性特質多好動，引導志明有情緒時往衝動行為表現（亞斯特質會增強幅度，故男孩亞斯容易被發現）；女性特質對情緒敏銳度高，引導了春嬌壓抑情緒配合他人，當能量持續被壓抑，就會內傷得憂鬱。

出社會後，成人多了社會期待及性別角色，必須配合生涯戲碼，亞斯的情盲剛好與男性特質中的老實、憨慢、固執、遲鈍接軌，於是社會給傳統男性在人際互動的容忍度較高，容易遮蔽亞斯特質對男性的隱形影響，成人後男亞斯反而不易被察覺出違和感，卻會造成伴侶在相處上說不出的苦。而有主見、女漢子的女亞斯，出社會後則特別辛苦，社會期待女性要照顧家人情緒、溫柔婉約，不鼓勵個人專業發展，成人後女亞斯反而會感到多重壓抑、不能做自己，生命感到困惑，容易出現躁鬱症或憂鬱症的誤判。

成人亞斯是否需要確診見仁見智，確診是客觀性的鑑定，更重要的是，當事人打算怎麼過生活？未來又想要什麼樣的生活？從目的與需求反推，才清楚成人期的自己，還需要什麼學習以彌補不足。如果伴侶有所要求，又要怎麼做，才能平衡兩人想要的關係與生活。

不知道自己有亞斯特質的亞斯人，靠自己在社交系統的困惑夾縫中，摸索出生存之道，這時候若宣告他有亞斯特質，等於要改變他的人生與自我認同，多數會否認與憤怒，除非遇到契機，讓他願意為了某個原因嘗試改變，否則誰也撼動不了。

接不接受亞斯特質（又稱「亞斯覺醒」）是有差別的，接受才能定義自身的特質，變成自己的工具；不接受的人，則很容易被工具限制、牽引，而不知所措。第四部的書寫觀點將以成年亞斯本人為主，而非亞斯的家庭照顧者，因為既已成長，能改變自己的也只有自己。無論如何，生命一定會找到出路，然而更細緻、更正確的認識，可以讓人不要生活得那麼辛苦又盲目卡關，每個人都必須通過這樣的試煉，才能踏上自在的人生路。

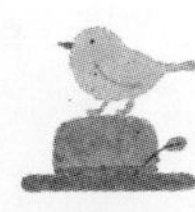

第十章 大學期亞斯

A志明的「社會角色」：傳統務實

故事：課業、社團、愛情三學分

因為興趣使然，志明的學習漸入佳境，大學推甄讓他進了科技大學工業設計系。志明積極上課，常獨來獨往沉浸在自己的世界裡，不過理工男生本來就這樣，沒人覺得奇怪。人際互動時，他有一招「順著別人做，來者不拒」，雖然比較累，但通常不會有麻煩。一年級時他最愛去圖書館，思考如何讓研究更精準，找到完美方程式是他最高興的事。

志明的表現和形象，使他二年級時被邀請進系學會擔任幹部。志明對於快速、有效解決技術問題非常投入，任勞任怨又單純，對來尋求課堂筆記的同學也不吝嗇，使他頗受好評。志明心儀某位學姐，但不敢講，同學看出來後代傳心意，他竟也順利談上人生初戀。

志明工作有效率，目標清楚，一路被拱上會長位置。但「什麼是領導」呢？志明可碰壁了，指揮幹部們分工可以，但促進互相合作好困難，很多檯面下的衝突，誰跟誰不合、誰是主流的問題一堆，志明不明白，他們到底要怎樣才肯好好做事，最後都是自己善後，但這樣太累了，一學期就自動請辭。

感情的事，志明倒覺得順利，定期約會，固定吃飯、散步、聊天、看電影，學姐想要做什麼，他就做什麼，想要什麼東西也盡量給，更依她的意思不必太常見面，平淡且規律地走到大四。沒想到畢業前夕，學姐說以後遠距戀愛難維持，不如現在分手，令他一頭霧水。有人跟他說其實學姐已另有對象，不過他無奈的是「不愛了卻不第一個讓他知道」，既然學姐的心不在這裡，也沒什麼好爭執的，他不想再談。

兩年後，職場同事感情劈腿，志明突然回想起過去，原來之前的叫作「被背叛的感覺」，他氣憤不已，感覺受傷卻不知道怎麼辦，只好繼續悶在心裡。

亞斯心理歷程與解釋：社會角色與模仿

「扮演傳統男性」的角色基模，給予了什麼該做、什麼不該做的資料庫，首要是工作能力強，可處理大大小小的生活事件，如修電腦、找路或保護他人，能力強悍會給人正向觀感；次要是性格穩定，如老實、獨立、有擔當，若感受遲鈍、務實不浪漫、不愛説話，也是在社會容許下的表現，在社會角色的範圍內，社會男和亞斯男其實沒有太大差異。

社會化挑戰太難——非語言的溝通領域

●帶人要帶心，太難

領導除了能力與技術外，另一個隱藏課題是「帶領團隊」，正所謂帶人要帶心，好主管就像是一個好的足球隊長，必須了解成員，並讓他們在擅長的位置發揮、歡欣合作，共同為團隊得分（參閱日本漫畫《足球小將翼》的大空翼隊長）。團體經營要用非常多的非語言溝通及情緒照顧，對社會人很難，對亞斯人而言則像天方夜譚。

亞斯人如果有機會當領導者，建議不如擅用「組織分工」的專長，並「強勢指導合作」，成為目標清楚、作風強勢的船長，讓下屬跟隨就好（參閱日本漫畫《足球小將翼》的日向小次郎隊長）。

●浪漫的約會，太難

亞斯人對談戀愛的想像與作為，比較像是「陪伴彼此」的概念，談戀愛可能會參照劇本進行，比較像例行公事，以老派約會進行，通常內容為固定、安全、儀式的行程，無法浪漫，也不懂約會暗示。例如當女生說：「要上來房間喝杯咖啡嗎？」他會說：「不用了，晚上喝太多咖啡因對身體不好。」完全就事論事，不作多想。其實男亞斯喜歡有主見的女生，喜歡她一起分擔「作決定」這件事，尤其是人際社交面。

按照社會劇本，男性通常要保護柔弱的女性，亞斯人會善盡「男友角色」，以為按照進度，感情就會加深，不懂不可見的情感交流與經營，所以當他接到分手通知，真的感到莫名其妙、不可置信。

有些男亞斯為避免再次被分手，會強制主導戀情，規定得死死的，害怕被莫名拋棄；有些男亞斯能演出完美情人角色，溫柔問候、浪漫送花，婚後才原形畢露（其實只是在「做自己」），讓另一半有受騙的感覺。社會化後個別差異很大，談戀愛時又都是盲目的，只能建議交往期久一點，再評估彼此是否要在一起。

學校適應不良的可能原因

●成績低落

課業基礎從國、高中起都是連續性的，如果學習中斷，即使升上大學（台灣的大學門檻很低），成績也很難提升，若無專業、運動或興趣能自我肯定、獲取成就，生活會無聊又缺乏自信。內在不穩定，再加上其他環境變動，如：大學常換教室、上課同學比高中更鬧、教授臨時更動課程……不符程序的改變，都會造成亞斯人情緒不安，「課業——情緒——交友」會互相影響，愈來愈退縮。

●交友挫折

大學時的人際挫折，主要挑戰在團體作業，由於亞斯做事堅持品質與原則，溝通又依字面意義解釋、不懂人際潛規則，容易因說話直白而被排擠、吃悶虧，事後想討回又被嫌，釐不清溝通無效的因果，便會退縮或更自我中心，成為團體眼中的麻煩人物。

社會人會怎麼做：從人際訊息中的「對應、回饋」做社交修正

大學環境等同小型社會，必修的三學分：課業、社團、愛情，其實都與人際

潛規則有關，需要社交技巧以團體互動。這些規則都沒有明文規定，社會人主要是靠人際訊息的「對應、回饋」來做社交修正。

學習的另一類方式，是從網路、電視劇或請教朋友得知，並在操作及體驗裡再做修正，「認知腦」與「情緒腦」會互相驗證怎麼做比較好，熟練後更能從中創建自己的觀點，脫離約定俗成的限制，形成個人獨有的風格與作法。

具體協助策略：討論才知道卡在哪裡

成人期的任務是要自主與負責，家長在此階段不能再採保護立場，應站在旁邊協同討論，僅提供後援，對成人亞斯也是一樣，以「原來如此」的觀點理解他的邏輯，保持接納，但增加討論生活中哪些地方卡住，促使他有不同角度的思考和解方。

一、生活中的所有難題，都應該要拿出來討論

亞斯人對「求助」沒有明確概念，遇到難題多會自己想辦法解決，也容易困在固著的點上。因此生活中應培養「遇到難題就拿出來討論」的習慣，用問答來

舒緩亞斯人對未知部分的焦慮，家人可幫忙發現、詢問、傾聽（即「翻譯」——解釋、反映及討論），再以「實用性」為目的，增加亞斯人對一件事有不同角度和系統觀的看法（如事情就像一顆立體骰子，有六個面，每人焦點不同）。

解釋完環境的現象後，接著以實驗精神應對人際關係，觀察線索找出建構原則，嘗試哪個是有效解決的策略，以及怎麼繼續做。怎麼對「關係」進行認知性的翻譯？如人際經營可以「你好我也好」等價交換的概念說明，凡事都需要付出代價才能得到，而不是「妥協」——鼓勵亞斯人不必被動承受，可主動爭取。待認知上同意此論點，再來談執行細節，且須針對不同朋友、每段關係，而各有特定的作法與界線，做自己「想做的」與「能做的」。

如果就讀大學，已有診斷證明者，可尋求大學資源教室輔導員協助，規劃與調整較適合的課堂學習方式。

「戀愛概念」可以怎麼討論呢？參閱日本漫畫《試證明理科生已墜入情網》，劇情是主角們將「愛情感覺」化作「客觀資料與數據化」，如「怎麼證明喜歡上對方」，主角們觀察自己，並統計「看對方不自覺臉紅的次數」、「作夢夢到對方的頻率」、「腦中浮現對方臉的時間量」，訂出一個標準作判斷。看起來很搞笑，其實是把抽象情感具體化，變成行為、頻率可衡量的方式，對亞斯人來說，這是不錯的「翻譯」，有具體證明之後，再討論怎麼回應那種情境。

二、鼓勵利用學校諮商中心

有的生活難題比較複雜，產生的情緒也是複方，情緒壓抑會影響生活，如突然暴怒、憤世嫉俗、人際退縮、胸口悶、常身體不適、長期失眠，較複雜的情況，建議至學校諮商中心找心理師晤談。一對一的狀況下，較能釐清亞斯人難以言述的情緒，找出引發的前因後果，先知其然才能進行實用性的問題解決，討論如何加入團體，如何分工及表達拒絕。諮商時可先告知有亞斯特質（或疑似亞斯），以減少心理師摸索的時間。

B春嬌的「自我認同」

故事：自由自在的生活

即使高中人際關係慘澹，春嬌仍保持對法律的興趣，她考進理想志願，就讀國立大學法律系。大學生活非常自主，沒有固定教室、課程自選、不用團體行動，只要按時交作業、分組報告及考試，沒人管你做了什麼。春嬌刻意在大學附近租屋，不用被爸媽管，也不用看朋友臉色，她終於脫離被期待的各種角色，得到自由，專心做自己。

春嬌上課時獨來獨往，培養運動習慣，也參加「cosplay（角色扮演）」社團，與同好研究戲服怎麼縫。人際相處上，她找到了自己的原則「合則來，不合則去」，不用誰強迫誰，朋友是你情我願，付出不求回報，交談時多傾聽對方，不用談太多自己的事，就能避免節外生枝。她知道自己在別人眼裡可能很怪，卻寧願做自己。

因為不必再被莫名規則束縛，春嬌身心自在，她把精力放在法律專業的研究與應用上，生活雖忙碌，但能自己掌握。春嬌有主見，個性正直善良，吻合社會推崇的獨立女性形象，吸引了幾位欣賞者及追求者。春嬌沒想到人際關係居然變好了，簡直不敢相信，不過她不再談戀愛了，覺得多一個人多麻煩。

亞斯心理歷程與解釋：專注發展自我

相對男性，女性被社會期待過多的人際功能及情緒照顧，這對亞斯人來說相當頭痛，等於被一個自己無法掌握的東西卡關，當大家都說你應該會的東西，你卻不會，一定會感到情緒低落和缺乏自信。未成年時，成長重點是「掌握學習能力」，成績好的學霸自然會受歡迎，從認知面累積成就感與自信。到了大學（小型社會）後，同儕關注的是「溝通合作」，八面玲瓏才受群體歡迎。關於這一點，志明其實也不懂人際規則，但男性本就沒有被期待太多。

與其搞社交，不如做回自己

團體互動對春嬌來說很困難，她決定還是專注在自己有興趣的事，只用自己的標準面對社會，堅持自己的處世風格，此時亞斯特質中的完美主義、不服輸、執念、打破砂鍋問到底……都是能完成自我實現的工具。一旦特定成就遠勝於社交要求，自然也會有欣賞者、仰慕者靠近，春嬌便是從中認識幾個志同道合的好朋友。

春嬌的人際關係變好，就是因為這個原因，以能力吸引他人，但要能力好好發揮，前提是要有空間讓亞斯人做自己。天寶．葛蘭汀也說，如果頭腦的某部位有其不足，其他部分一定會高度發展，泛自閉症者也能具備對社會有價值的獨特能力，只要大家讓他們做如是的自己，接受他們的特質。

發展自信，就會建立自己的生活規則

「朋友」到底如何定義？兩個系統的觀點相當不同：社交系統中，以朋友的立場換位思考及情緒同理，是友誼長久的關鍵；亞斯的見理系統中，只要生活有交集、互動頻繁就算是朋友，但細節一點分，每個亞斯對友誼是各自表述，通常會用等級區分。最令人擔心的是「缺乏自信的交友方式」，例如有的亞斯為了維持友誼，以為「說不」會讓對方生氣而失去朋友，結果允許對方對她性騷擾。

交友的前提是「先發展自信」，也就是先建立個人特色與成就，爾後欣賞者自會靠近，跟青少年期的「被動交朋友」是一樣的道理。有自信才能進一步建構自己的標準，即到什麼程度是朋友、好朋友或超好的朋友，什麼是「感覺不舒服」而拒絕。

亞斯人對朋友的認定，一般是「合則來、不合則去」。我們可藉此擴充解釋「合則來」是你喜歡、欣賞對方，那就要學習「輪流式的表達」，以免太高興一股腦兒都在說自己的事，沒有傾聽對方；「不合則去」是區分誰喜歡你或不喜歡你，不用勉強複雜的人際交往。亞斯人一旦認定的朋友，即使吵架也不會突然絕交，意見分歧歸分歧，無涉交情，但有一種例外：「亞斯人感受到威脅」，例如要他做他不願意的事（通常與他的原則抵觸或情緒混亂），否則就怎樣……強迫感等於威脅感，這時候亞斯人可能會一刀兩斷，離開關係。

社會人會怎麼做：人際與人脈

社會人女性較看重「人際與人脈」，她們開始打扮化妝，使用高階社交技巧，如撒嬌。這些更精熟的人際交往，在關係上保留極大模糊空間，作為日後職場「人脈」所用。正所謂「出外靠朋友」，所以有（人脈）關係就沒（阻礙）關係，沒（人脈）關係就有（阻礙）關係。

具體協助策略：鼓勵探索

一、接納女亞斯繼續做自己

如果青少年期找到興趣和成就，女亞斯升大學後會比較有「主動性」，有繼續學習的動力，此時允許她們**1.性格自由**：可以有任何想法，即使與社會期待不符；**2.生涯自由**：可以做任何想要做的工作，即使現在還沒有專長。如果過去求學一直很挫敗，到了大學就會「很被動」，等著學校或老師「餵東西」，只能做到最基本的適應而已，這表示她的才能未被發現，或基本能力未學好，請家人務必往「補救」的方向思考，降低層級再學，首要之務是先引發興趣，啟動她的心靈對生活產生希望，這比什麼都重要。若需要也可尋求心理諮商協助。

二、擴展生活圈——社團興趣的發展

亞斯人不會耍自閉，都有「想與人親近的需求」，也想有朋友陪伴、說話，以及「還好有人可以找」的連結感。大學時可以鼓勵亞斯人參加有興趣的社團，

並結合被動交朋友的方式，譬如說參加「電影星際大戰同好會」，若她對故事、人物、光劍如數家珍，這類專長就能吸引成員主動靠近聊天，不必期望深交，聊共同興趣即可，以相同目標做團體互動，非常適合亞斯人（這其實也是社會男性友誼的建立法）。

參與社團認識不同的人，能擴展生活圈，增加不同領域的視野，日後適應社會將比較容易，見多了一堆特異獨行的人，自然就能見多不怪。

三、求助概念——鼓勵利用學校諮商中心

多鼓勵亞斯人利用學校諮商中心的心理諮商，主要有三項功能：1.一對一的關係，能有更細膩的問答和討論，尤其「規則」與「分類」這類建構能力，需多與人對話才會有所自覺，變成意識上可用的工具；2.針對固執性：從討論中理解妥協不等於破壞原則，為了更長遠的目標、未來期望，能同時備好多種不同替代方案；3.心理諮商是保密的，說出需求及心裡的話，得到支持有人陪伴，也能培養日後出社會時，再主動求助的概念，許多事靠自己解決總會遇到盲點，善用資源非常重要。

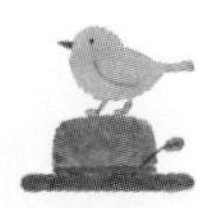

第十一章 社會期亞斯

A志明的「社會角色」：成家立業

故事：婚姻家庭

退伍後，志明進入一家半導體廠當工程師。在下班後，志明主動組建數據資料、編排與保存，找出提升效率的流程，這是他自己的興趣，不計較得失。老闆知道後大力讚賞，並升志明當主管，但不久後他發現跟大學經驗一樣，管理職讓他焦慮與挫折，還是當小組長就好。志明在專業上獲得信賴，被派往國外說明業務及公關交流，頗受好評，後來經打掃阿姨介紹，跟公司女作業員相親結婚，買了房子，生了兒子，開始家庭生活。

志明生活簡單平穩，工作與假日活動都在固定地域，旅遊也鮮少在外過夜，他仍然放很多心力在工作上。志明習慣凡事都事前規劃、未雨綢繆，像要賺多少錢才能養一個孩子，專注一個目標並全力以赴，這是他經營家庭的方式。

志明的太太覺得先生沒什麼不好，可是自己卻愈來愈厭世，先生專注在工作上，自己則是孩子、工作兩頭燒，志明很少知道她要什麼，她也進不去他的世界。志明若有工作上的情緒，表面不說，但只要看他一直陷在自己的世界裡沉默，那就是了。太太覺得沒有人支持，半夜睡不好，常被驚醒處理孩子的哭鬧，志明卻呼呼大睡。太太曾多次向志明請求情緒支援，他卻如空殼般沒有回應，讓她更顯激動與苦悶。兩三年過去，志明都沒改變，太太覺得自己好累、好崩潰，有結婚跟沒結婚一樣，生活都是她在作主，像在照顧兩個大男孩。

志明太太情緒低落到想離婚，但也說不清太多原因，後來她尋求心理諮商，認識了亞斯特質及其影響，聽心理師建議把內心的話寫成一封信，原本沒什麼期待，沒想到志明看完信後，雖然當下什麼都沒說，但默默地調整了，即使志明每天擁抱她像例行公事，但跟之前比起來，她總算能明白志明是愛她的，只是方式超不一樣，她還有許多要磨合的地方呢！

亞斯心理歷程與解釋：角色極端僵化

男亞斯依照社會要求完成角色與劇本：經濟穩定、生活務實、不花心，滿足成家條件，也順其自然進入家庭生活。未覺醒的成人亞斯有的能知道自己「不一樣」，懂得依社會情境演好不同角色，當公關時需主動陳述，當領導時需果決強勢，這些需事先構想的劇本，耗去大量認知腦，因此對亞斯而言，家裡是最「放鬆做自己」、「放心露出本性」的地方。當面具卸下後，這種雙面的對比，伴侶最清楚，也最倒楣，因為另一半反而無福享受社會角色的恭謙忍讓。

通常信任一個人時，我們會展露本性，而亞斯人的本性是自我中心觀點啊，因此伴侶覺得沒特別受到禮遇（特權）就算了，反而比別人還不如是怎麼回事？社會人的婚姻關係其實也有同樣問題，差別在於「溝通質地」。社會人的溝通伴隨情緒，吵架當下雖無共識，然而吵架時會傳遞雙方真實需求與感受，繼而領會對方在想什麼，等情緒冷靜後就會慢慢改，成為「有建設性的吵架」。與未覺醒的亞斯吵架，卻是即使氣到爆炸，事後對方也渾然不知你要什麼。

固定的家庭生活與角色

一般家庭多數以男主人為重心，由男亞斯帶領的家庭則慣以熟悉的方式、規律和教條生活，活動地域也是固定的。有的男亞斯婚後角色會更傳統與固著，只做好他負責的那一塊，不會主動協助另一方（除非明確告知且他願意接受）；生活也有固執性，會有排好的順序（生活作息、做事程序）、固定店家（熟悉的環境）、不喜歡被拖延。男亞斯愛家人的方式是，他會替家人做他認為最好的安排（但對方不一定喜歡就是）。

男亞斯對孩子的教養，也會比較教條化與指導性，堅持原則與要求紀律，對孩子的情緒需求則較無感（雖不懂回應，但也較疼愛女兒），這不是他不關心孩子，而是他能給的就這些了。若是希望他改變，除非有人教，而且老狗還願意學新把戲才行。

卡珊德拉症候群：伴侶覺得情感不被呼應的隱形痛苦

「卡珊德拉症候群」指的是：「你正在受苦，卻無人相信。」多發生在男亞斯與女社會人的伴侶關係。因兩性傳統的分工與權力關係，男亞斯努力賺錢、認真負責，同時扮演好兒子及好爸爸角色，在外形象不錯，可是他無法滿足伴侶在情緒需求上的呵護、安撫及連結，他把婚姻關係比照成工作夥伴，即使婚後也是界線分明、明算帳、明確分工、沒有特例，給妻子冷漠無情的感覺。男亞斯情感淡漠、不主動索求、性需求少，逕以為伴侶也是如此；然而社會人卻有大量的情緒需求，太太起初認為是先生遲鈍，以為日後會改，沒想到亞斯人始終如一，需求不被當成重要問題，她感覺自己不被需要，也不好意思一直強調，因而出現孤單、空虛、失眠、焦慮、憂鬱等身心症狀。人們只看見亞斯先生的外在形象，認為太太只是抱怨，一味勸她：「男人就是這樣，沒辦法啊！」甚至開始檢討她的不知足。

情感交流、愛與歸屬皆是人類的基本需求，亞斯人不懂社會人伴侶需要情感的形式、內涵及質量，因此無法回應；而社會人則以為自己被拒絕。「卡珊德拉症候群」最嚴重的結果，伴侶會因長期重鬱而自殺，在諮商中真有此例，亞斯先生完全不解太太何以走上絕路，事後他也自責、創傷，此心結卡住整個人生。

婚姻關係好的時候，亞斯人對待伴侶如室友，但吵架的時候完全無法溝通、不念舊情，常讓伴侶懷疑彼此真的是夫妻嗎？那些「違和感」主要來自：**1.**亞斯先生的界線太分明，我是我、妳是妳，聽不懂另一半情緒需求的呼喚，沒有「彼此在一起」的心理連結感；**2.**相處這麼久了，太太還是抓不到先生在想什麼，態度明明反覆，又說自己有理，活在他自己的世界裡。

社會人會怎麼做：情緒溝通

即使是社會人的社交系統，婚姻關係的溝通也常常一場糊塗，只是與亞斯人的差別在「吵架時主要是談情緒問題，而非現實道理」。社會人往往隱藏自己的心意，卻又希望對方讀懂情緒、主動體諒，雖然吵架談不攏，但事後知道彼此在爭執什麼，悄悄改變自己的堅持，這便是「磨合」。情緒是溝通的主要關鍵，磨合到對方滿意了，合情就合理，兩人的價值差異、情緒期待都會微調，行為也會改變。

具體協助策略：以亞斯的方式來溝通

系統不同，溝通形式不同，亞斯人的言行也許讓社會人激動憤怒，但其實他「沒有故意傷人的意圖」，只做自我中心觀點的解讀，沒有自覺應該顧慮他人（除非對方明說），因為他的使用經驗中沒有這個視野存在。

社交系統對待關係是「相對性解釋」，這裡舉一個情境為例，當先生在LINE上傳給妻子一個問句時，先生所說的話，自然會被妻子認為是對她發問；因為只有兩個人在溝通頻道上，任一方說的話，「自然是說給對方聽的」，這是社交系統的人際共識。

但亞斯人卻極可能發生：他在LINE上傳給妻子一個問句，所說的話其實只是在「自言自語、自問自答」，如果此時妻子回應，並給了建議，搞不好他還會說：「我沒有要妳幫忙啊！」自言自語、自問自答在心理學上稱「外化式思考」，嘴巴講出腦中正在思考的內容，說出來後在外部整理，組織後再回大腦判斷，並沒有要跟對方溝通的意思，就像我們有時會跟鏡子說話一樣，僅是希望有人看而已。亞斯人以為社會人伴侶也是如此，加上不懂怎麼回應情緒，索性不回應、放空。

與亞斯人溝通，重要訊息盡量以「書面文字」做表達與確認，這是不涉及其他形式的單一訊息類，例如寫信、紙條、MAIL，較能精準傳達。

●「書信溝通」比「用說的」清楚

使用書信就只能依靠「文字表達」，這對習慣字面意義的亞斯人而言，是比較容易溝通的方式。使用文字描述你怎麼了（情感詞彙＋因果，如為何感到疲倦與受傷）、需要什麼行動（動作＋時間指令，如希望他每晚睡前要躺在床上牽手聊天十分鐘）。故事中志明不是不改，而是信件的文字形式，才讓他認知到妻子不滿的嚴重度，而有所調整。

無論是感情寄託或生活習慣上，亞斯人都是重視婚姻伴侶的，因為「離開舊有關係，換一個新的人」，對他們來說適應代價更高，因此放膽去溝通吧！

●期待他做不如給予明確指令

要說服亞斯人做一件事或活動，需要「事前告知、因果關係、明確指令及預期結果」，說完後給他時間消化與考量。亞斯人的重點是「我能不能掌握」？跟兒童期、青少年期作法一樣，只要亞斯人能安心、不焦慮，通常是會答應的。

●協助他「看見亞斯」——從行為特徵檢視彼此

婚姻不是靠一個人撐起來的，兩個人要共同合作、互相扶持，分屬不同系統沒關係，就跟異國婚姻的結合一樣，雖有文化差異，重點是「先理解再溝通」，如果說不得，又不願檢視自己，無論伴侶是不是亞斯，都會走不下去的。

協助伴侶看見亞斯很重要，可以利用亞斯特質的網路自測工具：**https://relab.cc/baron-cohen/**（此測驗以男亞斯的行為特徵為主，社會男性來測分數也會高，而女亞斯因能社交模仿，通常較無效度）。此為英國劍橋大學的自閉症研究中心，針對正常智商的成年人，使用三種商數量表作為篩檢工具，協助診斷亞斯伯格症或高功能自閉症。此量表共五十題，是二〇〇一年三項篩檢工具的其中之一，結果並不能代表最終鑑定，但可針對結果進一步找相關專家諮詢，並作為婚姻溝通的開始。

未覺醒的成年亞斯，尤其是男性，特別抗拒被標籤化（以為是病態），因此拿出此量表的時機很重要，可在亞斯人完成每日例行、平靜好心情時，以「事前告知、因果關係、明確指令及預期結果」說明你想要做什麼，如「想要改善夫妻相處方式，而之前努力過了，一直找不到答案，目前有可能是這個……」夫妻兩人一起做，分享彼此結果。如果分數高，網路上有很多亞斯相關資料可以先看，或者進一步到醫院做客觀鑑定，一定要認識兩個系統的存在與差異，才能真正改善婚姻溝通。

夫妻組合裡，常見的是先生有亞斯，而妻子溝通無門，這有一部分是傳統角色與權力擋路，導致妻子要順從先生是一家之主，如果妻子總是小心翼翼、戒慎恐懼地稟報老爺，就很難協助他看見自己有亞斯特質。若遇到這種情形，第一步還是先壯大自己、找支持、尋求專業協助，等到有自信與先生平起平坐時，再去溝通這件事。

●訂定「夫妻相處使用說明書」

兩個系統的觀點不同，自然需求也不同，相愛後能給予的東西也不同。自我中心觀點的思考，很容易認為他人和自己的價值觀一樣，結果硬塞自己覺得好的給對方，卻又因對方不領情而生氣。

有部日本漫畫談夫妻相處，作者認為「愛」有五種常見形式：愛的語言（我愛你）、愛的陪伴（一起做某件事）、愛的服務（我幫你煮飯）、愛的禮物（物質）及愛與性（抱抱、性行為）。夫妻通常對「感受到愛」的重要性／順位不同，你給的不是我要的，就會產生誤會。

例如妻子需要家事分擔，先生卻只會送物質禮物；先生覺得已經付出許多，妻子卻感受不到想要的，便覺得先生不夠愛她。「愛」的重要性／順位，會視每個人的成長經歷、性格、感受性而有所不同，因此夫妻一定要先認識彼此所需，才能「先生想要的，妻子給對了；妻子想要的，先生也給對了」。

為了讓彼此的需求與溝通具體化，可以商定「夫妻相處說明書」，這是「行為層次」的討論，讓雙方都清楚該怎麼做對彼此最好。也許有人覺得很像小朋友的活動，不過是真的很有效喔！討論時可找信任的第三人幫忙做記錄，以下這四題主要針對亞斯特質作設計，其他的請視個人情況自行增添。

1.先懂兩個系統的特性與限制

亞斯人的生理限制：情盲特性、不能太多感官刺激，因此溝通時「直話直說，一次一件事」最好。社會人的情緒敏感：容易受傷、想被安撫，因此「專注傾聽，不給建議」最好。

2.彼此的喜好及厭惡之物？

記錄夫妻彼此的喜好及厭惡，不做評價，了解每個人有所不同，要以「原來如此，你是這樣的……」的觀點接納。

3.彼此對「愛」的重要性及順位是什麼？

從上述形式來選自己想要的，並告知對方「你希望對方做什麼」。例如妻子要說出自己的需要並具體化，若希望亞斯先生分擔家事，要做哪幾項、頻率為何、家事的作法……兩人進一步討論執行性及細節。亞斯先生則是在自己「能做」與「可做」的範圍中協商，因為這是妻子想要的「愛的表現」。反之亦然，妻子也要傾聽先生的需求。

4. 什麼狀況會造成當機、踩到地雷？設立緊急處理法

此處指的是生氣、悲傷、痛苦時的狀態，情緒過大時任何系統都會當機，討論一下什麼情況會引起當機？如果另一半當機時，該做什麼緊急處理。例如亞斯先生需要獨處空間，妻子則需要抱緊處理、幫忙買吃的、傾聽抱怨……一樣在自己能做與可做的範圍中協商。

關係的使用說明書也能應用在家人身上，曾有位小學三年級的兒童亞斯很煩地對媽媽說：「妳很煩耶，為什麼每天都來問我有沒有愛妳？我剛上小學的時候，就跟妳說過我愛妳了，為什麼還要天天說？」對社會人而言，「天天說」是情緒需求，是無時無刻的，不是認知性的全有全無。

亞斯人在聽伴侶的需求時，情盲很容易以為「那是小事」，不是說過了嗎？當然不是，系統不同啊！「夫妻相處說明書」的功能，即在認知面提升「愛的重要性」，因為「**關係經營並不是沒做不對的事就好，而是維持紀律去做對的事**」，並在行為面實踐出來。實務操作時，建議先將「彼此對愛的重要性及順位是什麼」討論出共識，待做行為則列在「每日清單」裡，然後主動找時間去做，維持紀律，讓時間掌握在自己手裡，就不會落入被動不知如何反應的窘境中。

B春嬌的「人生議題」

故事：穩定生活之後還有什麼？

出社會之後，春嬌很快考上律師，也進入法律事務所工作，她表現突出、戰績優異，很快升組長，負責帶領實習律師。春嬌熱忱、細心指導後進，不吝分享，而且自動加班整理資料，卻感覺同事不領情，不太想靠近她。春嬌有時忍不住會發脾氣，因為同事太誇張了，做事沒邏輯、很難溝通。

春嬌其實沒有很在意這些彷若童年被排擠的經驗，但不知道怎麼了，某天晚上相關回憶一湧而出，她同時想起了成長中家人對她的誤解與指責（所以春嬌才搬離家自己住，保持距離以策安全）。過往回憶非常清晰，抹不去的難過感一直出現，都是眼淚流下，才知道自己在哭。若問春嬌怎麼了？她也說不上來，嚴重時還會焦慮到睡不著，半夜突然醒來流淚，然後失眠到天亮。

春嬌一個人住，自己煮飯、運動、專心工作，規律地生活。對於未來，她沒什麼想像，也許養幾隻貓孤老，唯一掛慮的是照顧父母的責任，可是跟家人同住又很耗心力。前一陣子，跟春嬌親近的外公過世後，她也開始擔心，若父母走後，剩自己一個人的生活會怎樣。生活對春嬌像是場不斷的戰鬥，一切都穩定後，她以為身心都會歸於平靜，沒想到反而覺得人生變得沒有意義，不知道該為什麼繼續前進，有時則會憤世嫉俗……這些不順讓她心情很亂，沒來由地呼吸困難，雖然還有幾位大學時代的朋友可以聯絡，但這些複雜心情，她也不知道從何說起……

亞斯心理歷程與解釋：無以名狀的煩惱

亞斯的職場生存

職場工作不是單純的執掌範圍、專業技能或標準程序而已，每份工作難免都要與他人共事，都需要「社交互動」。做好工作的方式、與同事之間相處，不等於實際的工作內容，每一類工作領域，也會因同事差異衍生出不同的社交規則，有不同程度的行為容許度，相當複雜。要在職場生存，優先通則是「專業能力」，即使不擅人際關係，同事也會因「此人具有專業」而提高容許度。

譬如大家都聽說過「當兵注意事項」，在軍中好不好過，並不是善盡職責而已，而是看能不能配合幹部及學長，幹部的要求都如實做到，他們不會被長官責罵，當兵的日子就會好過。這個譬喻是說，當兵時的社交要求，反而大於實質兵訓，這便是社交系統的標準——有（人際）關係就沒（麻煩）關係，同樣也適用職場上。

亞斯人的職場難題，多是與同事溝通誤解所造成的排擠、孤立，若要他們懂得遵守潛規則、套交情、做公關，違心配合更會心情鬱悶；若不配合，則可能團隊工作被延誤，實在兩難，久了因情緒累積而生病。亞斯人在職場約莫有三種類型表現，需要同事與主管理解和適時協助，可參閱《獻給不想當邊緣人的你——發揮亞斯特質，在職場、情場化阻力為助力的輕鬆小心機》一書，或參見本書第二八四頁〈成人亞斯大補帖：三種適應社會的表現型態——掌握型、配合型、獨行俠型〉。

情緒失控的煩惱：憂鬱與暴怒

社會環境不像校園自由單純，在多重壓力下（職場、家人、單打獨鬥的孤單），亞斯人會有複雜情緒，但這些無法被解碼的情緒，不能再像之前一樣以忽視、壓抑帶過，過去它們被推擠到潛意識中，但成年後生活穩定，情緒需求開始討債，要求被好好理解與處置。

爆開來的情緒，以「憂鬱」和「憤怒」最常出現，兩者都是攻擊性的一種。向內是攻擊自己，自責沒做好，可是又不知道怎麼辦，長期無助後會轉為「憂鬱」，稱為「**抑鬱式的崩潰**」，感受混亂，生活失序；向外則是攻擊他人，認為都是他人造成自己的不幸，產生「憤世嫉俗」的想法，怪世界為何總是違反自己定下的規矩，不是自己格格不入，而是世人皆醉他獨醒，導致口不擇言、針針見血、直穿要害的衝動指責，稱「**暴怒式的崩潰**」。

亞斯人爆開的負面情緒，有點像是喝醉酒，不可控也不知道在做什麼，連他們都害怕自己這個樣子。亞斯人通常不容許生活出現這些不可控的情緒，若情緒行為化頻率太高，看見亞斯人反常、缺乏邏輯，大概能推測他正被「情緒卡關」。亞斯人的暴怒，可以理解為正在控訴：「我這麼認真努力，為何世界沒有按說好的規矩走，遵守什麼也沒用！」

憂鬱則反過來，可理解為亞斯人正在打壓自己：「我為什麼還不夠努力，沒有資格要什麼！」如果亞斯人壓抑過頭，二度壓抑憂鬱和暴怒，情緒不是塑膠，它會轉為身心反應：「恐慌」——呼吸困難、心跳加快、快要昏倒，以及一直哭卻停不下來等生理症狀。

春嬌常半夜醒來，流淚失眠到天亮，都可視為情緒反應，睡覺時潛意識會出來工作，一般以作夢宣洩，但不斷流淚醒來，就表示情緒累積太多了，只是亞斯人無法體會症狀背後的心理因素，無法解釋自己怎麼了。長期失眠會進一步影響生理健康及心理能量，是萬病之源，建議尋求心理諮商抽絲剝繭找出情緒原因，以人性經驗推斷，多數是「**孤單感**」（無人理解自己、無伴）和「**空虛感**」（沒有生活意義、人生方向，生活像是坐監），若過去與原生家庭有創傷糾葛，此刻也會重新浮現。

需要伴侶的煩惱

從心理學發展論來看，人生的前半段是學習適應社會，取得基本位置；後半段則是開創人生，找尋生命意義，對社會有貢獻。當我們發揮能力，有所成就時，我們也需要觀眾，注視著我、為我喝采、為我高興，而我則因為「有人替我高興」，更覺得自己的努力有價值。看著自己的觀眾不用多，至少一位就夠，心理學稱此為「與重要他人的客體關係」，一言以蔽之就是「人要有伴」。

春嬌無以名狀的空洞，是缺乏伴侶所致，這也是每個人都需要面對的人生課題。伴，一群伙伴、伴侶、家人，或其他生命體（寵物）作伴都可以，主要是「從關係裡感受親密和依賴」，人在世界上才不會孤單無依。最佳選擇是「伴侶關係」，那是專屬你的觀眾。

電影《來跳舞吧！》就在講這樣的故事，當人的社會責任已了，然後呢？在孤單感和空虛感下，男主角因緣際會，從跳舞比賽中找到新的興趣，也在學舞過程中，和隊員一同努力、一起作伴。主角的太太看完他的舞蹈表演後說：「我會一直看下去，在他旁邊見證他的努力與存在。」這多令人感動，沒有觀眾，你的成就誰知道呢？沒人知道就沒有想做什麼的動力，缺少伴侶也一定會感到孤寂，因為人類是群體性生物啊！

社會人會怎麼做：人生沒有指南，只有不斷學習

關於社會人的職場、關係經營與人生課題，坊間有很多參考書可自行選讀，主要也是從認知、情緒兩大系統切入，認知角度即是組織、規劃、歸納對「事」的作法；情緒角度則是情緒調適、撫平創傷及關係經營等「人際」項目。除此之

外，還有諮商輔導、情緒知能教育等心理資源。

人生議題對誰都重要，也不是容易的事，人生其實沒有所謂的指南，一定要認識自己的系統與學習方式，才能好好使用心理工具，建構自己的價值觀與人生方向。

具體協助策略：生活穩定後，對自己有所整理與修復

一、職場生存建議

1. 獲得與維護

面對職場生態，可把一份工作拆解，分為「獲得」與「維護」兩大部分。獲得包括如何面試成功、學習新工作……維護面則是認識每個辦公室的生態與規則，建構上班步調，並在工作上維持高效能，但在社交面保持最低門檻。

2. 模仿的對象：以老闆的做事方式為範本

上班就是進入老闆所經營的公司（領域），因此要以老闆的觀點來思考，以他的做事方式來做，而不是絕對的是非對錯（因為你不是老闆，這是他的公

司），可以先觀察公司的「人」與「事」如何運作，觀察線索找出模式再參照模仿。要練習主動發問以避免腦補，盡量先規劃好該做些什麼，別等對方告知再做，就能掌握情境；盡量主動協助他人，詢問需要幫忙什麼，藉此建立人際關係。等熟悉情境後，再來思考怎麼說服別人採用你的方式做事。

3. 適合的職業

適合亞斯特質的職業，以獨自作業、具備邏輯和固定程序的工作為主，同時環境接受異己性高的，不需要太多交際的；最需要避開的有銷售、客戶服務或保險業務等需要使用大量情緒腦的性質。不過事無絕對，有很多亞斯朋友也從事社工這一類需要人際服務的工作，僅用認知腦和真誠態度，也是有人青睞的，畢竟不是所有人都喜歡社交。

最重要的，亞斯人要找信任的人討論自己想做什麼，以及評估能做到什麼地步，由興趣動力作引導與支撐，並盡量保持彈性——事先備妥多種方案。自行創業對亞斯人是更好的選擇，自己就是老闆，前提是要具備更廣域的工作能力以及金錢資本。如果決定要創業，在學時就要好好讀書，才能累積實力。最後一點提醒，「沒有人剛踏入職場就找到完美工作」，這句話適用所有人。

4. 職場社交

要工作就必須學習社交規則，就算不喜歡，還是必須學。這不是妥協，而是一種身處社交性社會，與他人共事的方法，如同我們接受英文是國際語言的共識一樣。把它視為一種遊戲吧！你是其中的角色，遵從規則拿高分，不想玩也可以暫時下線。

以下幾種人際情況要多練習：和權威人物（老闆）的應對、接受批評和指正時的反應、求幫忙的拜託法、拒絕他人或推託的作法（晚一點再拒絕他人，而不是直接說不……），以及如何禮貌地告知對方要配合你的地方、控制自己脫口而出的衝動習慣（如找理由先離開現場……）

上述情境的應對，都要有社會禮儀，禮貌是基本，不能以亞斯特質為藉口，說「自己就是做不到」。真不行的話，把行為應對「背」起來、「演」出來也沒關係，跟背英文單字一樣，刻意多做幾次之後，就會慢慢養成習慣。

成人女亞斯相對男亞斯較能察言觀色，模仿學習較快，表面上看起來能適應社會，不過心理上仍有困擾，陳豐偉在《我與世界格格不入：成人的亞斯覺醒》一書提到「社會人女性類似宮廷劇的關係角力，一樣會讓亞斯女性打不進團體核心、被排擠，令她們產生孤獨及邊緣感。有些女亞斯是在工作順利後，才發現自己與世界格格不入，由於強迫、追求完美的性格、高度嚴苛的自我要求，不但打壞與同事的人際關係，也讓自己過度焦慮，身心俱疲。女亞斯同樣需要做好了解自己的準備，尋找適合自己的工作，並且得到家人與朋友對亞斯特質的支持。」此處一針見血說出女亞斯面對社會適應上的心理困擾，若情況過於複雜，就尋求專業諮商吧！

二、面對情緒需求的建議

「情緒需求」對亞斯人來說，是一個模糊的（亂碼）概念，負面情感更是自動壓抑，並導致外顯的生理症狀，如身體不舒服、悶悶的、焦躁感、心臟痛、呼吸困難……對內則是混亂、無力或暴衝，最後是孤單與空虛，感覺內在空空的，慌張無措。情緒是種能量，因此未被滿足的情緒會亂竄呼喊，要心靈做出反應。對亞斯人來說，這種「痛苦」比較像是陷在情緒能量裡，仿如溺水，雖有很強的張力，但無法描述，由於情緒沒有出口，感覺快要不能呼吸，且不知道如何求助。

面對情緒需求時，若想要讓情緒舒緩，身心得到喘息與伸展，可採以下幾個步驟：

1. 接受情緒需求

既然情緒無以名狀，那就存而不論聽從它吧！情緒需求跟肚子餓一樣，都是基本需求，肚子餓會咕咕叫，情緒有需求時也會有表現。以孤單感為例，先接納自己需要有人陪伴，然後勇敢表達出這個需求，把它具體化（動作），例如告訴對方：「我需要找人聊一聊，大概十分鐘，你有空嗎？」讓你的情緒有地方可去。吃飽了，肚子就不會叫，也不會因血糖過低，變得易怒暴躁；情緒得到滿足後，就不會作怪了，自然也會平靜下來。

情緒有人接住，就像溺水時抓到浮木一樣，暫時鎮定下來。如果對方是關係穩定的伴侶，更是有所依靠，不用載浮載沉，因為知道身邊一定有人在。

2.「求助」怎麼講？

溺水時一定要求助，靠自己掙扎會耗盡力氣沉下去。

在求助時，請不要只說：「我氣到要殺人了。」「我好痛苦！」「我想放棄了。」等片面之詞。朋友和家人由於不是專業的醫護人員，太直白的情緒形容，他們會被嚇到。請直接說出需要什麼幫忙，請對方做什麼，包括「動作＋

時間」，可以這樣說：「可以聽我講十分鐘嗎？我需要有人聊一聊，不用幫我的忙，只要跟我對談就行。」求助名單建議至少有三個，若對方沒有空也沒關係，就找下一個。

3. 平時保持聯絡

平常需要與朋友、伴侶定期維繫情感，就像汽車要保養一樣，定期的情感維繫，才能讓你在緊急情況下，自然地找他們求助。給自己設計保持聯絡的固定形式，如每週一次的約會、以LINE保持溝通。

4. 緊急自救

感到痛苦時盡量不要獨處，要找信任的人求助，光用LINE效果不佳，建議直接約見面。在約好後，對方來之前，先不要待在會讓自己愈來愈痛苦的地方（如房間裡），先到外面熟悉的便利商店或咖啡店空間，靠牆坐一下（這樣不必面對人群），深呼吸，對自己的情緒說些安撫的話，如：「我的情緒啊，你究竟想要表達什麼？」試著自問自答，記錄下來。在店裡還有個好處，萬一真的呼吸困難，現場有人可以幫忙送醫。

人在最痛苦的時候，內心縱有千言萬語，一時可能也難說出來，此時不如請信任的人採用「抱緊模式」——單純抱緊、不要問，讓「壓覺」令你平穩。抱的人先不要追究原因，先讓亞斯喘息，保持安靜，感到安心就好，等情緒平靜了，再找機會拆解情緒因果。

三、人生議題的建議——整理和修復

在成長中，家人會影響我們對自己的看法，和如何在世上生存的價值觀。當成人後生活穩定，「我是誰」的問題將再次出現，也會面臨「伴侶與情感需求」，而意識到自己內在的空心，似乎需要某些東西來填滿。孤單與無意義感是一種徵兆（sign），表示我們需要進一步探索「自己與自己的關係」及「自己與他人的關係」。請小心歸因，很多亞斯人跟著主流理論，以為身心症狀是過去創傷所致，拚命尋找過去做錯了什麼？哪裡受傷了？或者過度怪罪原生家庭。不是的，空虛感與未來有關，是現在缺乏什麼（關係、需求），因而找不到往前的路。

亞斯人的情緒需要結案才能定位，因此請重整過去，如果之前與家人間有誤解，產生隔閡、疏離、憤怒，覺得家人欠自己一個道歉；或曾談過戀愛、有過婚姻，但後來分開，這些在亞斯覺醒後，都需要再回顧賦予意義，不必然是要原諒對方，最終是讓自己好過及平靜。亞斯人需要了解兩套系統觀點的差異，釐清對方的心理狀態，若審視後了解家人其實也在試著接近我們，只是沒有成功，不是故意的，就有機會修復關係，而不會一直卡在莫名的過去；如果區辨後確認對方是故意的，那就遠離他們，不必帶有罪惡感。這部分不必遵從社會主流，可以自行選擇要修復的部分與不要修復的部分。情緒系統的問題要求助專業諮商，學習理解亞斯心理歷程、被傾聽、解析情緒因果及允許多方討論，也在諮商裡學習心理工具的應用，多認識自己，能對情緒做簡易宣洩，恐慌時有信賴關係可求助。

人生從來就不簡單，所以才需要一個伴共同走過。成人亞斯人生課題的深度學習，有機會再另著詳談。

【成人期亞斯】重點提示

被誤解和誤解他人後的亞斯故事（本文為改編故事）

在社區駐點諮商時，曾連續遇過三位成人個案，都卡關在無法解釋的地方，奇妙的是，最後以亞斯特質來看都能解釋得通。

三十歲的A男非常明顯，他講了幾個不明所以的卡關現象，我就能接著說出更多符合他心境的細節描述。A男的主要困難是工地的高噪音，以及對於靠近他的人（僅是坐在旁邊空椅上而已）的莫名反感，不過他可以適應工地的人際關係，也會主動詢問要怎麼做（但若他人主動靠近則無法反應）。我發現他會整理這些觀察，於是晤談焦點放在如何選擇工作環境、減少突然暴怒的應對策略，也請他接受現況，不用刻意勉強自己跟其他人一樣表現。

三十歲的B女困在婆媳關係，我問她先生是否能協助，談一談發現B的先生疑似亞斯，對於太太情緒上的需求毫無反應，即使幫忙也是幫倒忙，把婆媳關係搞得更糟，非要等她不顧形象發飆，先生才知道她真的在生氣。我提出更多證據，讓B了解先生可能是亞斯，因「情盲」才有如此反應。B因而恍然大悟，不再認為是自己做錯了什麼。

五十歲的C女長年情緒壓抑，引發憂鬱與身心症狀。而從事件、成長史及種種跡象剖析，她也是亞斯，判斷關鍵是一段不平等的感情，明明男方屢出軌，又是欠錢無底洞，與他交往毫無好處，C女卻一直不離開。這段矛盾的愛情維持了十年，C女既說不出繼續的好理由，甚至自己都覺得自己很扯，卻不懂為什麼不主動提分手。

C女把這些當秘密，害怕被別人知曉內在的反覆和不合理，因此壓抑更深，我看她沒有準備好，於是不談「亞斯」，改說她「被情緒所困」、「大腦抓不到情緒」，才會不知道自己要什麼。建議她先從生理面舒緩心理面，享受按摩照顧身體，並試著記錄內在衝突（寫出原始想法，不要壓抑、勿強迫轉念，就不會恐慌），並再約下次諮商，把內在想法拿出來整理，釐清真正想要的是什麼。

一、成人亞斯的多變性與誤判

任何成人型態的模樣，都會隨著社會化程度（學習模仿）、智力程度（觀察與學習的能力）及個人性格（內／外向、天真／嚴謹），發展出一套適應社會的變色龍面具，而讓原本的特質變得不明顯。

在成人後，早先壓抑的「我是誰？」「我的未來往哪去？」以及「關係經營」等深層且自主選擇的議題便會再現和卡住。此時成人亞斯若不回應人性需求和情緒訊號的提問，忽視和壓抑的結果，最終會以身心症表現，光評估症狀行為很難理解自己怎麼了，很容易被誤診。男亞斯常被誤診為過動、反社會人格；女亞斯常被誤診為憂鬱症、邊緣性人格。

另外，社會對於「亞斯特質」並不真的了解，反倒標籤化、汙名化及排擠，讓亞斯人被孤立，憂鬱無助，因長期挫折而產生身心症。誤判後服了不相關的藥物不但無效，副作用更會蓋過亞斯特質的優勢。

二、被忽略的女亞斯

受性別特質與社會期待影響，女亞斯雖然也無法解碼情緒，但比男亞斯敏感這類訊息的存在，會主動自我探索、學習新知、使用資源及追求自我成長。女性的社會適應能力通常優於男性，因此女亞斯較能假裝社會人角色，不易被發覺使用見理系統，早前認為男女亞斯比例為四比一，但後期也有研究推估男女亞斯應該是二比一。若在中年期才發現自己有「亞斯特質」，女亞斯的接受度較高，她終於能脫離社會期待，解除限制自己的那條線；相對的，男亞斯會固守社會角色，加上本來就被容許忽略情緒，多數拒絕承認，覺得憤怒且不願改變。

三、要有求助概念，尋求專業協助

「人」本來就有多種樣貌，問題在於多數人如何看待少數人，群體歧視的眼光，才是造成少數人的壓力來源。進入個別輔導或心理諮商時，問題也不在於「矯正少數人」，而是讓他們得到支持——確認自己是誰、得到引導，最好的結果是「找到自己適應社會的方式」。

改變不是矯正、不是妥協，改變可以選擇要改善的生活和要修復的目標，也可以框定不要修復的東西（不是什麼都要放下）。尋求專業協助，是幫助自己脫離盲點，往「更認識自己」及「想要的生活」邁進。

四、亞斯需要覺醒嗎？

社會上潛藏的亞斯人很多，他們「情緒卡住」的狀態跟社會人不同，面臨著多重壓力，憂鬱和身心症其實都只是後期的最終呈現，若不理會心理因素，單純只靠吃藥，反而副作用明顯。

已經成年的亞斯，確診效用不大，多數都抗拒這個負面標籤，而非當成進一步認識自己的依據。《我是特教老師，我是ADHD》的作者，就形容「被醫生確診」打斷了她的期盼心態，從「再努力一點，就可以」掉入「因為我有病，所以我不能」的低潮，從「不為」到「不能」是落差很大的打擊。作者一想到此就悲從中來，後來她重新整理與修護的心路歷程，從診斷、衝擊、否認、生氣、絕望、重整到燃起希望，大約兩年時間才真正接受自己。

促進亞斯人的自我覺察，建議先以「實用性：解決生活問題」為主，從過程中發現限制，討論問題解決，換個角度再操作一次。我們需耐心等待，亞斯人自己摸索及接受的時間。亞斯人若能「接受特質、自我覺醒」還是最好的方式，一個人能完整認識自己，運用優勢與特質掌握生活與關係，才會進一步追尋人生的意義。否則一直感覺人生卡卡，真的會久病厭世。

【成人亞斯大補帖】三種適應社會的表現型態

成人亞斯進入社會後，依其性格強弱、成長經驗，採取的生活態度，約略可分為三種主要表現型態，它們不會單一存在，而是不同比例共存，視不同領域以不同型態表現。

以下三型態主要闡述亞斯特質像是一頂脫不下來的帽子，對個人有所影響，但別忘了，它只是一個部分而已，亞斯人跟大家一樣，各有不同性格，真正的主體還是他這個人。

一、掌握型

看起來像「個性強勢」，但這是善用亞斯特質中觀察與邏輯的強項，主動將人際社交納入自己設計的規則／解釋／秩序內，將其數據化或量化，「掌握」便是將線索變成可預測的因子。這種能力很重要，掌握型的亞斯人是具有主動性的。

特點：

1.做事能力強，效率佳，具系統指揮性，常被推任領導者。

2.熱心幫忙，爭取該有的（法律面）權益。

3.感情淡漠，表情變化很少。

4.做事極度規則化及系統化，按表操課。

5.常自顧自表達看法，就事論事。

缺點：

自我感強，「帶人心」部分較無法勝任，就事論事則常被誤解為過度嚴厲、不通人情，若太多人不遵守或破壞規則時會非常生氣，容易被團體疏遠，自己卻不懂為何被排擠。

整體形象：

許多隱身的亞斯人都屬於此類型，多數能適應社會，然而反過來，由於靠著強大觀察與推演能力找到適應規則，若適應有困難，需要改變也會非常固執，無法變通。此類型的人，情緒卡關主要在婚姻經營、自我整合，以及與原生家庭間的議題，情緒卡關若過不去，也會落入配合型的抑鬱面。

二、配合型

看起來像是「個性被動」，常配合他人。有明顯「親密需求」，想要與人互動，然而過去人際挫折太多，為了得到歸屬與肯定，多採配合行為。此型亞斯人較缺乏自信，容易退縮當機，無法做決定。

特點：

1. 情緒敏感，害怕做錯，不敢拒絕，故常常配合他人（濫好人）。
2. 常被人際訊息困擾，常混亂、空白、僵住，無法做決定。
3. 常是傾聽者（但又聽不懂別人在暗指什麼）。
4. 伴隨膽小、自卑、自責，常有「自己要有什麼功能」才有存在的意義。
5. 壓抑情緒，常有空虛感（沒有「自我的感覺」），不知道該做什麼。

缺點：

由於常配合別人又情緒敏感，捨棄了亞斯能力的認知長處，情緒干擾了規則及系統化，較常「沒有自我」或「很沒用」的負面思考；習慣壓抑自己，依黏他人，容易憂鬱無助。

整體形象：

這是另一類隱藏的亞斯人類型，因為能配合群體而被以為適應社會。通常有強烈的面具感，覺得自己空空的，自我感弱，回顧過去也常想不起往事。這一型與掌握型是兩種極端，沒有亞斯人的長處，且卡在混亂情緒中（自己又無法說清楚怎麼回事），過度壓抑而憂鬱，身心症狀有強迫行為、飲食障礙、自我傷害等，易被誤認為精神症狀；一旦服了精神藥物，副作用加進來，症狀更沒完沒了。

三、獨行俠型

看起來像「個性冷漠」，獨行俠型似乎放掉了「與他人親近的需求」，常處在自己的世界裡。無感與獨處是亞斯特質的常態，功能是「休息」，不必顧慮他人，讓自己恢復元氣。

特點：

1. 工作及生活都不太與人互動，獨來獨往。
2. 互動時常問：「這與我有什麼關係？」不太理會分外之事。

3. 溝通困難，難以合作，不過本人也不在意。
4. 非常穩定、規律的作息，做自己的事，有點像機器人。
5. 臉上幾乎沒有表情，沒有社會性面具。

缺點：

常被認為自我中心／自私，或漠不關心的無情人。此型亞斯較無內在矛盾（因不理會情緒、根本不處理），不過太離群索居，有些事需要他人協助時，就得不到回饋與幫忙。

整體形象：

為書本裡典型的亞斯人類型，受性別特質影響，獨行俠型以男亞斯比例居多（因多數的社會男也很孤僻）。這類亞斯人因較少與人接觸，觀點會更偏狹與固著，很快認為都是「對方」或「社會」的錯。由於生活經驗過窄與自我中心觀點，有時會出現很怪異的解釋且堅持己見。如果此型能自主、獨立生活，好像也沒有改變的需求。

每個亞斯人都會有以上三種型態，在不同領域呈現出不同面貌，在愈專業與習慣的工作場域愈偏向掌控型；來到相對弱勢的領域，如人際關係場，可能就會變成配合型；假日獨處時則回到獨行俠型。型態不會單一存在，如果單一型態太久不轉換，久了之後型態的缺點就會多於優點，型態比例涉及每個人的性格、環境支持與成長經驗，所以每個人很不相同。

型態也可以視為一種面具，有適應社會及保護自己的功能，真正重要的是接受自己和認識特質，自在運用不同型態，過自己想要的生活。

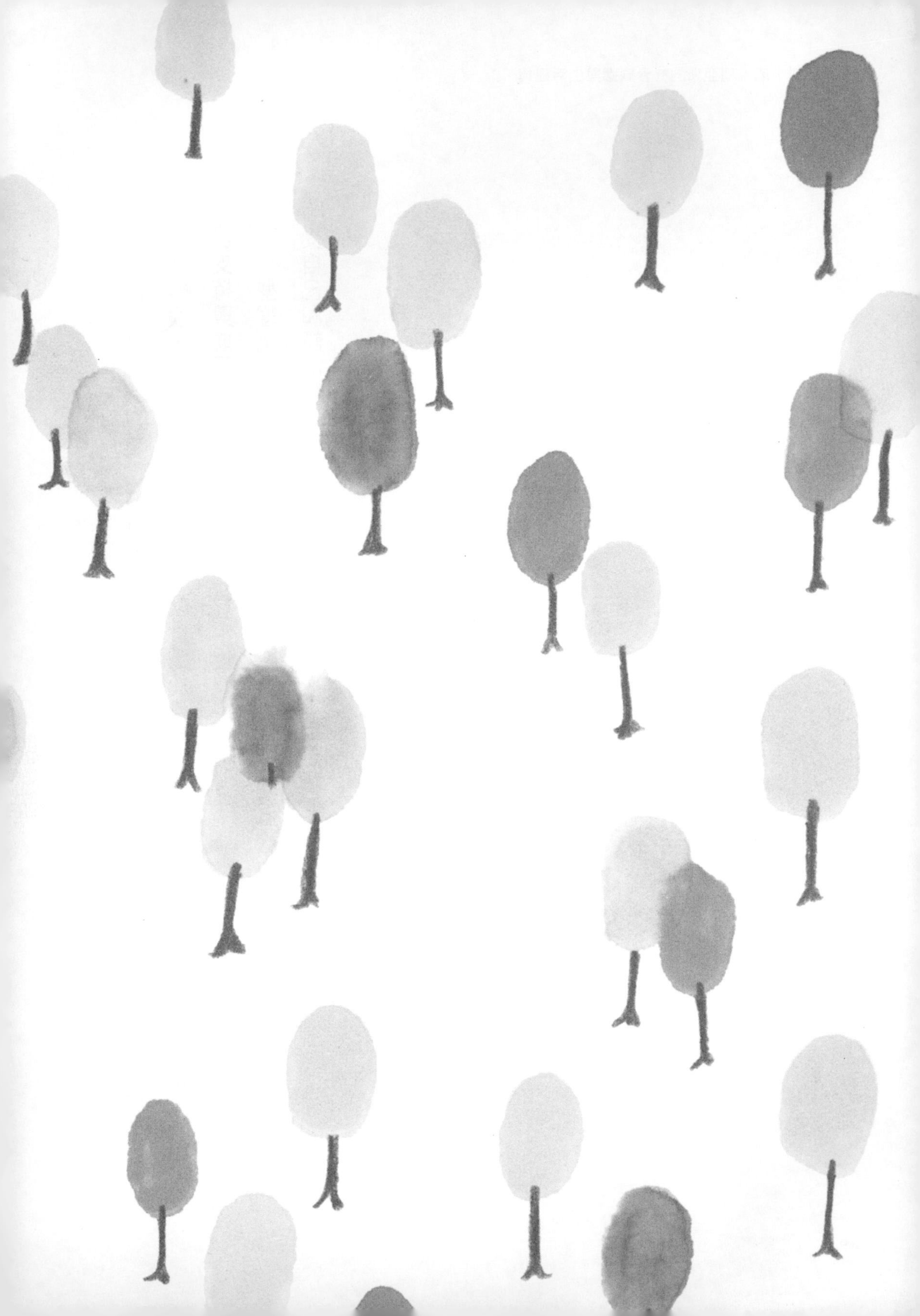

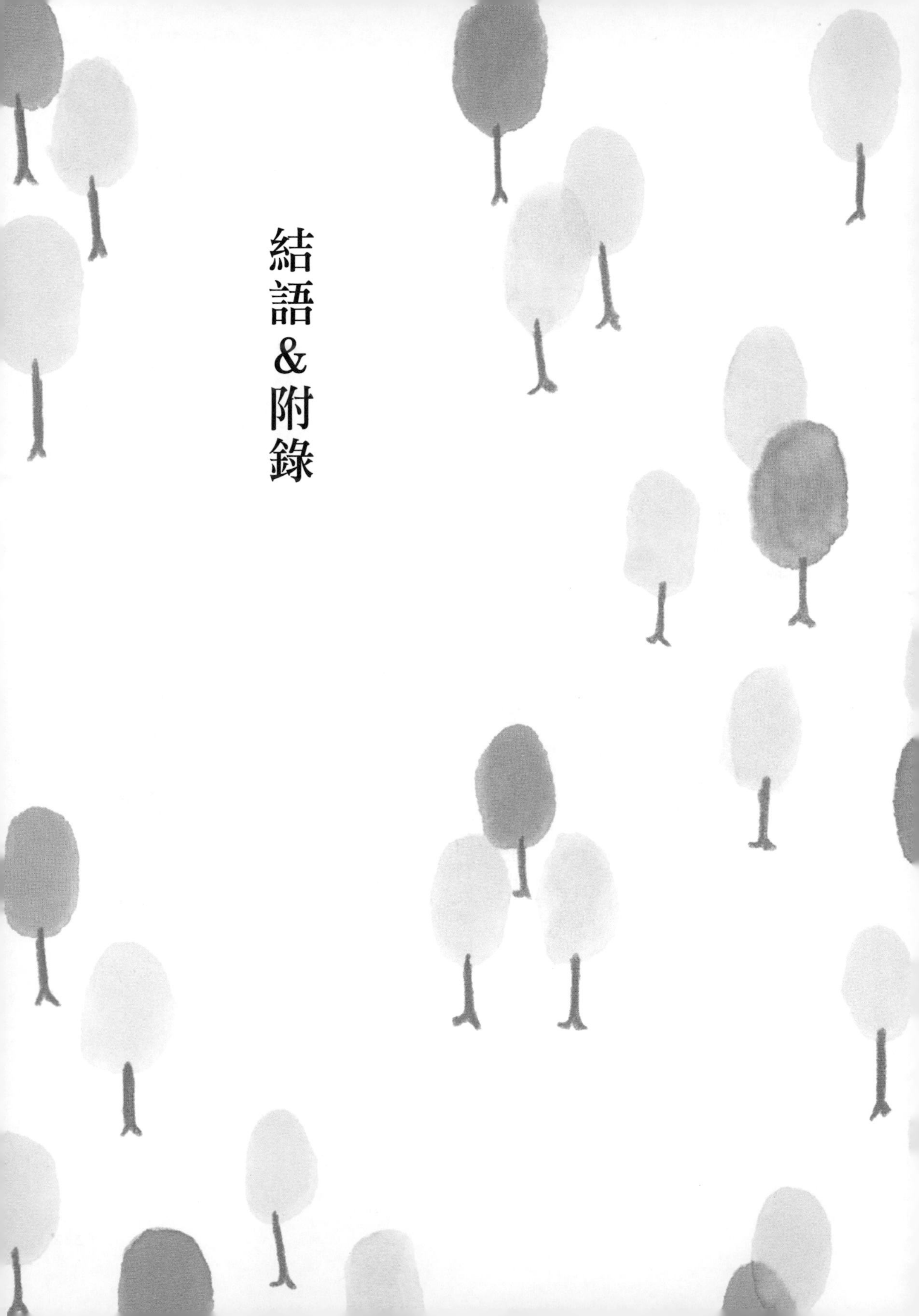

結語&附錄

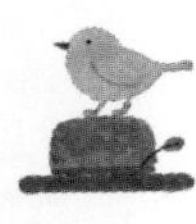

結語──歡迎來到小王子的亞斯星球

玫瑰花是情緒腦，狐狸是認知腦，

星球旅程是「尋找『關係』是什麼，『愛』是什麼」。

在書寫亞斯人的心理世界時，《小王子》的故事再次浮上心頭，老實說我以前看不太懂，現在再看，似乎一切都說得通了，聽說作者安東尼·聖艾修伯里也是亞斯人，因此更能大膽推測小王子住的B612號行星，是亞斯星群之一。

「從前，有一個小王子，他住在一個和他身體差不多大的星球上，他很寂寞，希望有一個朋友……

「星球上，長久以來都生長著一些很簡單樸素的花，只有一層花瓣兒……它們靜悄悄地生長，靜悄悄地開放，從來也不打擾任何人……長久以來都是這樣。後來不知道從哪來了一顆不同的種子……

「小王子的視線完全被玫瑰嬌豔的花容吸引住了，此時此刻，他再也控制不住自己的愛慕之情，由衷地讚美她……從那之後，這朵玫瑰花就以她那極度敏感的、好猜疑的，而且欲哭無淚的虛榮心折磨著小王子。

「花兒又咳了幾聲，目的依然是要使小王子因沒有照顧好她而感到內疚。可是事與願違，小王子反倒忘了自己的過失，對花兒產生了懷疑，即使他本來是真心真意地喜歡這朵花兒。這也是小王子的一個壞毛病，會對一些本來無關緊要的話也看得很認真，結果使他自己很苦惱。」

把星球譬喻為人的心理空間，日復一日的例行公事，百般無聊，直到玫瑰花（情緒感受）萌芽，帶來了多彩的情感。然而情緒本身多刺、敏感又好疑，折磨著人不知道該怎麼辦才好。小王子為逃避這個矛盾，離開了玫瑰（情緒）和他的星球，無意識逃避，藉由星球（社會）間的旅程，尋找「關係」是什麼，「愛」是什麼。

「『是的，我愛你，就如同你也愛我一樣。』花兒對他說道：『但是，由於我的愚蠢行為，你一點也沒察覺到。不過現在這一切都不重要了。知道嗎？你也和我一樣的蠢。……別再耽誤時間了，你既然已經決定離開這兒，那麼，就請快走吧！』

「『這全怪我那時什麼也不懂！我本應該根據她的行為，而不是根據她說的話來做判斷。我的花兒使我的生活芬芳又多彩，我真不應該就這樣冒失地離開她。我早該想到她耍的花招並無惡意，而是蘊含著脈脈溫情，然而我沒有。花兒是自相矛盾的！我那時太年輕，還不懂得愛她。』小王子自言自語著。」

玫瑰（情緒腦）有刺，把地球人氣到爆炸

我寫了亞斯的書，但不代表與亞斯人溝通一帆風順。亞斯人的情緒腦如同那朵玫瑰，有刺，而且自負地行動，如果跟亞斯人談情緒，尤其交流自己的感受，只有氣到中風而已。

亞斯人沒有回應情緒的選項，他好奇、驚訝地問：「我做了什麼？你這樣也會生氣？」語言傳遞的不只是表面，是看不見的情緒沒被回應才讓社會人激動起來，並沒有要跟亞斯人論對錯。亞斯人能「看見」我在生氣，但不明白原因，更不明白與剛剛發生的事情有何關係，他繼續爭論：「我說話的程序哪裡有錯？」沒有社會人在生氣當下，還要鉅細靡遺地解釋何謂社交共識、揭露情緒感受，只剩氣到語塞、氣死自己。

情緒系統是一層蜘蛛網，收納場上的所有人，顧慮著對方怎麼想，也把時間性包含其中，聯想過去情誼，主動提出「你好，我也好」的提議，然而亞斯人在當下只能專注「此時此刻」，僅有自我中心，讓社會人屢屢覺得「好吧！所以又是我雞婆了」。

上述對話，在談了兩年的成人亞斯，及四年的學生亞斯都曾出現過，當我問：「知道我為什麼關心你嗎？」他們說：「因為你是心理師，這是你的工作職責（是付費得來的關心）。」真令人傷心，他不知道即使這樣，「關心」也是真的，也許關心因職責而起，但後期便是真的關心，情感無法計價。

帶亞斯人探索情緒，就如走進亞馬遜叢林，每件事都令他新鮮又害怕，可是他把我當成NPC（遊戲中電腦控制的角色），我是角色，關係只是程序，怎不讓人受傷與失落。認知上雖然明白這是亞斯特質的慣性反應；情感上，呃，仍然淌血……掙扎著下次要不要收回情感，學NPC說話算了。但不用情感，人類怎麼互動？在關係場裡，亞斯人的情感是刺人的玫瑰花，而我反倒是快要離家出走的小王子。

狐狸（認知腦）的接受儀式——馴服與等待

「狐狸對小王子說：『請馴服我吧！』只有被馴服了的事物才會被了

解。……『如果你想要一個朋友，那就請馴服我吧！』

「『你必須有相當的耐心。』狐狸說：『剛開始，你就這樣坐在草叢中，坐得離我遠遠的。我將用眼角打量你，不過你千萬什麼都別說，話語向來是誤會的根源。但是，每天你要坐得更靠近我一些。』

「『哦，你最好還是在昨天的那個時間來。……在我看來，應當有一定的儀式……儀式可以賦予某件事情特殊意義，可以使某一天的日子與其他日子不同，使某一刻與其他時刻不同……儀式固定後，每次隨著時間逼近，我就開始期待著你的到來……在這種期盼中，我會發現幸福的秘密。』

「就這樣，小王子馴服了狐狸，他們愉快地相處在一起。」

對任何生物來說，當情感無法表達時，馴服都建立在儀式裡，在可預知的特定行為中，在其中逐步培養信任和安全感。從習慣中建立起安全關係，這是亞斯人認知腦可接受情感的方式，因為看得見、可預測。

對孩童也是這樣，當很多事情說不清楚，請記得使用固定儀式（如抱抱），告訴對方在任何情況下（即使是吵架），固定儀式仍證明著我們相愛：「我仍然愛你，不會離開你。」與亞斯人相處後，我逐漸學會要坦率說話，指涉的情緒和思想要清楚明白，我學會像狐狸一樣說話直接與等待。希望支持或擁抱時，練習厚臉皮地向伴侶、家人或信任的好友揭露情感：「我很難過，我需要你為我做些什麼……」這很不容易，因為我們的文化從未這樣教導，所以我們自己來當開創者，並應用在孩童教養、伴侶撒嬌、家人溝通上。若敢這麼直白地表述，還有什麼話不能說的呢？

每個人都有星球旅程，都在確認「愛的關係」

「出發的時刻就要到了，小王子和狐狸對望，不忍分別。

「『這是你的過錯。』小王子說：『我本來並不想帶給你任何痛苦，可是，可是你卻要我把你馴服……你看起來就要哭了，而且，你豈不是什麼好處也沒有得到？』

「『不，由於麥子顏色的緣故，我想，我還是得到了好處。』狐狸說：『它會令我想起許多、許多回憶……』『再去看看其他的玫瑰花吧！這一次你一定會明白，你的那朵花是這世間獨一無二的玫瑰。』

「小王子領悟到：『我馴服了牠，我們有了關係，成為朋友。對我來說，牠現在就是世界上獨一無二的狐狸了。』狐狸說：『正是因為你對你的玫瑰花付出時間，付出愛心，這才使你的玫瑰花變得對你如此重要。』『你現在要對你所馴服的一切負責，而且要負責到底。』

「小王子的心中從此永駐玫瑰和狐狸，他的玫瑰和狐狸，獨一無二的玫瑰，獨一無二的狐狸……」

小王子來地球前跑了好多星球，有國王、虛榮者、酒鬼、實業家、點燈人及地理學家，他們其實都屬於亞斯星群，一人一星，劃界為王，彼此不溝通，孤寂一人，他們很歡迎他人來訪，不過訪客得遵守他的固著，他們和小王子話不投機半句多，表示並非亞斯系統就會一見如故。人與人的關係，兩套不同系統對訊息處理的差異，從來不是關鍵，因為實際上我們並不會一開始就遞名片：「你好，我是○○，是亞斯人。」在人類相識與欣賞時，標籤只是第一印象，是因緣際會、欣賞喜歡、固定儀式造就了「那個人很特別」的認定，情感關係一向大於標籤，只有在沒有關係時，標籤才會起作用。

在面對家人或伴侶時，社交系統或見理系統只是知識背景，方便雙方互相理解與合作，但我們還是要練習直率溝通和建立儀式。亞斯的標籤需要存在，才能提醒自己和亞斯朋友相處時，對他的反應能迅速切換：「喔，他這樣回應有可能是亞斯特質的解讀，讓我改換另一種表達試試。」系統觀點切換類似於「翻譯」概念，就像我們大人對孩子說話，也會自然地採用他能理解的方式。「翻譯」成亞斯人能聽懂的說法，不代表他一定同意和接受我的觀點，但至少能一起站在溝通的平台上。只要事先理解亞斯人的表態不是那個意思，再逐次修正對彼此的期待值，溝通和相處就會漸入佳境。

一般大眾對亞斯的認識和知識並不完備，倘若要亞斯人學習社交系統，只會搞得裡外不是人，因此有主場優勢的社會人，確實要多負一些責任、多一點自我提醒才是。我的希望是，如果能完整提供「亞斯學」，讓亞斯人知道他該知道的心理知識、神經系統限制、學習與溝通慣性、關係建立與責任，那麼大家就都平等了，讓每個人都能對自己的人生負完全的責任，然後一同攜手走完這趟有愛的星球旅程。

附錄1——「一頁兒童亞斯」簡圖介紹

「在這以前，我也曾經好多次畫過這樣的圖，並拿給那些看起來聰明且講道理的大人們看，但他們都說那是一頂帽子。而這個小傢伙能一眼就明白這是一條巨蟒，還看出牠肚子裡有一頭大象！」飛行員驚嘆小王子看得出來他孩童時期的想像。

小王子其實就是個孩子，每個人都曾是小王子，只是社會化後失去了直率與儀式。〈一頁兒童亞斯〉，摘要了兒童亞斯及青少年亞斯的行為描述，主要提醒照顧者以「情盲」關鍵字連結亞斯特質，理解其後引發的相對認知與行事習慣；中段則是針對行為而有的輔助方案，教養必須像治水一樣，面對需求與特質不是用防堵的，而是另闢河道讓水流順暢。

最底下為教養方式及教養原則：「正向鼓勵」與「肯定讚美」都是建立孩子自信最好的方式，讓「亞斯特質」只是一頂帽子，是他能善用的一部分，而非「他＝亞斯特質」，使每位孩子逐步成為他自己，成為真正的小王子。

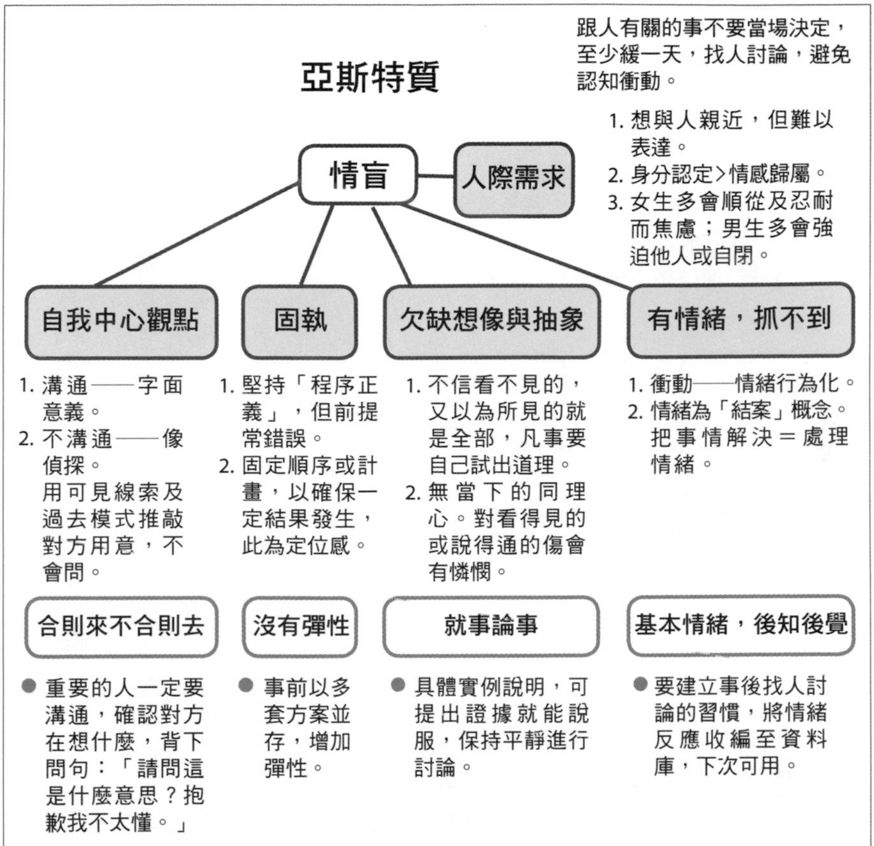

亞斯特質

跟人有關的事不要當場決定，至少緩一天，找人討論，避免認知衝動。

情盲 — **人際需求**

1. 想與人親近，但難以表達。
2. 身分認定>情感歸屬。
3. 女生多會順從及忍耐而焦慮；男生多會強迫他人或自閉。

自我中心觀點

1. 溝通——字面意義。
2. 不溝通——像偵探。用可見線索及過去模式推敲對方用意，不會問。

合則來不合則去

- 重要的人一定要溝通，確認對方在想什麼，背下問句：「請問這是什麼意思？抱歉我不太懂。」

固執

1. 堅持「程序正義」，但前提常錯誤。
2. 固定順序或計畫，以確保一定結果發生，此為定位感。

沒有彈性

- 事前以多套方案並存，增加彈性。

欠缺想像與抽象

1. 不信看不見的，又以為所見的就是全部，凡事要自己試出道理。
2. 無當下的同理心。對看得見的或說得通的傷會有憐憫。

就事論事

- 具體實例說明，可提出證據就能說服，保持平靜進行討論。

有情緒，抓不到

1. 衝動——情緒行為化。
2. 情緒為「結案」概念。把事情解決＝處理情緒。

基本情緒，後知後覺

- 要建立事後找人討論的習慣，將情緒反應收編至資料庫，下次可用。

教養原則

亞斯特質是先天的、內建的，像是一頂帽子，只是他的一部分，真正的主體「他」仍有性格與偏好。若不了解特質的影響，不用它就被它所用，最後變成「他＝亞斯特質」。

順序上，一定要讓孩子成為他自己，先適應生活，發展特色、興趣、專長，能力與主動之處才會變成自信。孩子的亞斯特質像是嵌入身上的某種濾鏡，成長中要有人協助，當定位和前導，再逐步轉由他自己掌握並負責。（話說所有孩子不都是如此成長的嗎？）

教養方式

1. 採正向教養：肯定、支持、發揮長處、做自己的選擇。
2. 討論線索觀察與判斷基準，講「要做什麼」非「不要做XX」。
3. 培養問題解決能力，預備兩種答案再選擇，也不用立刻回應。
4. 人際領域不勉強，用認知拆解為什麼要這樣，被動式交友，接受亞斯的人才當朋友。
5. 孩子遇到困境格格不入，是解釋何謂亞斯特質的機會，提供我們的觀點供對照參考，最後決定仍由他選擇、實驗。

附錄2—「一頁成人亞斯」簡圖介紹

此圖與一頁兒童亞斯多處雷同，主要是給成人亞斯（及疑似亞斯）閱讀，確認自己的狀態，檢視生活是否有需要調整之處。

男女亞斯的差異

***成人女亞斯：**

女性特質——性格變化多端、有主見、愛運動、社會角色強、獨立。不容易分辨。

***成人男亞斯：**

男性特質+傳統角色＝超級賽亞男。

自我認同	世界觀
1. 抓不到情感，不知道要什麼。 2. 情緒先行，但與認知衝突，態度反覆。 3. 渴求人際，但覺得沒有人了解自己。	1. 情盲，故多確認物理性。 2. 常誤解他人以及被誤解。 3. 必須控制才安心。
1. 自卑，所以建立城堡自衛。 2. 不懂心理，常以為身體生病。 3. 跟著社會角色走，虛假感。	1. 有無是非對錯的二分觀。 2. 重視「金錢」。 3. 對世界驚恐，被害妄想。
1. 勿自責，多認識亞斯系統尋找自己的認同。 2. 有穩定關係在背後接納與作連結（如伴侶）。 3. 請好友協助回饋修正。	1. 認識自己，讓特質跟著自己走。 2. 尋找自己在社會服務的位置。

一頁成人亞斯

關鍵字：情緒盲點

	認知思考	情緒反應	人際互動
心理歷程	1. 看得見的才算數，檯面下和潛規則都不存在。 2. 自我中心觀點。 3. 講求因果，沒有「本來」。	1. 情緒感類似光感，無法辨色。 2. 情緒本能反應，不與認知同步。 3. 欠缺想像和抽象。 4. 視覺同理心。 5. 情緒解套＝「物的結案」概念。	1. 遵守程序邏輯。 2. 認定我知道的就是全部 3. 不懂對方心意，純靠偵探式的觀察。
行為現象	1. 字面意義討論。 2. 凡事都要自己試出道理。 3. 固著：只做確定、已知的事。	1. 理性衝動，但事後後悔。 2. 當下無感，日後則視線索後知後覺並追訴。 3. 受傷情緒出不去，別人想要幫忙也進不來。	1. 結論式的溝通。 2. 不交流及磨合，不合就分。 3. 不懂社交訊息而角色扮演。
輔助方案	1. 從試驗中得知並研究看不見的因素。 2. 規則化，但備多套方案增加彈性。	1. 以認知拆解情緒，認識自己的反應，建立「個人情緒資料庫」。 2. 事先談好求助管道及儀式，可以避免恐慌。	1. 直接表達不要猜。 2. 要問與聽，別人也要有自己的價值與感受，互相協調。 3. 使用說明書：關係裡要各自列表「行為的意義」。

附錄3——十分鐘複習「亞斯人的心理歷程」

亞斯特質的關鍵核心是「情緒系統」被影響，所以對自己的情緒和他人情緒，在接受、辨識、解讀及表達上都會有盲點，簡稱「情盲」。

亞斯不是病，是因為不了解情緒，而在社交上有隱形障礙，當然也沒有用藥「治癒」的概念。要互相了解，才能互相溝通。底下針對全書重點作條列式的整理，讓讀者用十分鐘回顧亞斯人的心理歷程，自我提醒在溝通時需要做的「翻譯」。

認知面

- 亞斯沒有納入情緒參數所建立起來的思考系統，是「見理系統」，因此對亞斯溝通，要指出「看得見的」、「合乎邏輯的程序」的形式訊息，才能被接收。
- 認知盲點：亞斯人只能看到骰子的一面，而非六面。在溝通上不是立體的、系統的全面觀點。
- 亞斯人重對錯、明確規則、穩定的結果，意思是「種瓜得瓜」。

- 亞斯人的固執：認為自己所看到的就是全部，不易更改。「固執」同時有自我定位、決定怎麼反應及穩定心神的效果，並非僅是頑固。
- 亞斯人的自我概念是「遵守原則」。「原則」等同「我是誰」的認同概念，變動性及彈性反令他捉摸不到而無措。
- 亞斯人一般對金錢很重視，那當然，金錢是在這個世界最具體的通行證，不然還有什麼是不變的？

情緒面

- 亞斯人有情緒，但無法自己理解，所以會困在其中，他想與人親近，但難以具體表達，因而缺乏「與人連結」的相關概念，包括「求助」。
- 當亞斯人滔滔不絕講述細節沒有重點時，其實是在情緒宣洩、與人連結。不表達才是不信任。
- 亞斯人不解情緒，自然無法要求、求助、調適，會困在自己的情緒裡，別人的同理、撫慰也進不來，所以他會重複說同一件事（情緒）。
- 亞斯人對情緒概念的理解，大約是中年級孩子的程度。比較複雜的複方情緒是用背的，由於欠缺體驗與領悟，也很容易忘記。

- 不能用情緒，就無法分辨自己要什麼、他人動機、是否說謊，因此只能直來直往、就事論事、戒慎恐懼。
- 不能用情緒，就無法想像、聯想，描繪不出未來，欠缺「時間效果」的概念。
- 不能用情緒，就只能觀察與推理，可以解開人際的技巧手法，卻解不開人際動機。
- 不能用情緒，但喜怒哀樂等基本情緒仍自主運作，亞斯人是從自己的動作分辨情緒來了，例如眼淚、握拳、呼吸急促。
- 與另一個人朝夕相處、關係連結，對亞斯人是多麼困難的事，所以他採「先入為主」，什麼角色就做什麼事，甚至為刻板形象壓抑自己，並沒有想到和對方溝通，調整關係。
- 亞斯人若很早就受困於情緒，影響後續發展，日常生活也會有困難。最大的困難便是「社會溝通」，因為社會人際和共識，是由情緒訊息所建立，大家參照情緒以互動，成長過程若讓亞斯感覺誤解、格格不入、長期挫折，最終會憂鬱或反社會（受傷情緒無法消解，又因情盲出不來）。

心理面

- 在生活小事上，亞斯人常覺得只是在做自己認為對的事，但是大家都好生氣（簡直莫名奇妙）……
- 「心象」是由生理五感在內心詮釋出的抽象、心理、形象，然而亞斯人對於五感過於敏銳，資訊量過於龐大，情緒無法解碼。情盲導致難以使用抽象的「心象」，於是亞斯人必須把內心所思說出來，此為「外化」——將內在的事放在外部處理，導致聽起來口無遮攔，其實是自言自語，並不是針對對方。
- 亞斯人常給人「不一致性」，主要是他說話的當下基於理性，認知事情該如此，但情緒要等到事後解釋才想起，於是又說出相反立場的感受。連他自己都不知道會這樣反覆，因而欠缺連續性和整體感。
- 亞斯特質像是一頂脱不下來的帽子，會遮陽但也會阻擋視線，對個人有所影響，但並不是病。別忘了，它只是一個部分而已，他還是他，跟大家一樣，各有不同性格，真正的主體還是他這個人。

● 男女亞斯超不相同，因為「性別特質」所帶來的生理特性和社會期待，引導女亞斯以他人觀感和尋求被認同為主；而男亞斯才較有典型的我行我素（注意個別差異會大於性別特質）。

● 女亞斯因為以他人認同為主，成長中常會有「自我認同」的困惑，會以別的身分定義自己，也常切換不同角色。男亞斯比較單一，以「傳統男人」為主。

溝通原則

● 與亞斯人溝通三絕：明確目的、事前預告、因果解釋。與亞斯人溝通三誤：委婉用語、默默替他做、本來就是這樣。

● 與亞斯人溝通時，若發現彼此雞同鴨講，覺察自己情緒上升時就先離開現場，冷靜後再從亞斯觀點重新思考。

● 溝通上，亞斯人非常需要「以時間換取理解空間」，包括：1. 對人際互動的觀察、建構和信任需要時間；2. 情緒的理解需要線索和時間，然後才能反應；3.一次只能做一件事情，需要時間一件一件來。以上這些都有「時間差」。

● 成功社會化的亞斯，行為上不易分辨，若要分辨差異，主要在1.狹隘的認知，情緒反應較漠然；2.關係界線過分劃清。不過這只是初步，並非一定。

● 亞斯人對一段關係的認定，是以「身分——底下的相關行為」，較少是「歸屬——情感上的安全感」，不過後者影響才是關鍵，但他本人無法意識。

● 分辨出「亞斯特質」很重要，才能找出對的溝通方式，否則會認為「他就是故意的」，又憤怒又無解。

● 亞斯人像是魚活在水裡，物自身不可知，無法靠自己解開「為何與世界格格不入」，而陷入憂鬱或反社會的二分。要舉出很多很多的生活實例，才能讓他有所對照，知曉社交和見理系統的差異。

● 成人亞斯對自己、對世界的認定皆已定型多年，這也是一種固執，「改變」是很大的威脅。

● 亞斯人超厭惡「被威脅」，因一方面感受到強烈的不友善（又無法解讀），一方面認知要被迫做什麼（不自由、委屈）。威脅對亞斯人只有兩種結局：切斷不聯絡或憤怒反擊。

- 對亞斯人而言，原生家庭的創傷，並非直接來自情緒傷害（如辱罵），而是「原則的違反」。例如父母說一做二、出爾反爾、前後價值觀不一致，說出去的話輕易改變，又回頭責怪亞斯人不知變通、不懂臉色，這類「混亂」會在亞斯成人後轉為怨恨，責怪父母為何沒有好好教，讓他無法適應社會。「原則的違反」甚至等同「被背叛」的感覺。
- 原生家庭是亞斯人在世最強烈的依靠，務必要了解此特質，並給予友善的溝通，由於他們難以維繫新關係，家人便是唯一。失去唯一，會迷失在社會的變化裡，通常是負面結局。

其他提醒

- 亞斯人是生活高手，可以看見社會生活的模式規則與法律漏洞，並在其中爭取自己的權益。
- 亞斯人愛你的方式，是要你健康、正確、不委屈地活著。
- 要讓亞斯人改變的方法是：1. 關係建立：要長期的，他才知道你是善意的。2.實事求是：新的改變要比舊的有效果才行。3.若涉及情感表達，要持續練習（像是處於全英文環境那樣），是訓練神經系統，而不是感情瞬間頓悟。記得「不只陪伴，也要討論問題如何解決」。

- 亞斯人的智商分布跟大家一樣，並不一定就是天才，但亞斯人少了情緒的干擾，若能投入有興趣的領域，通常能發揮更多、更深的成就。
- 用藥部分：藥物無法治癒亞斯，主要功能是降低情緒敏感，緩解社交挫敗後所引起的憂鬱、被害感。用藥一定有副作用，在可忍受範圍內即可，不能忍受請回診跟醫生商量。
- 諮商部分：諮商主要是傾聽、接納（抒解情緒），以及協助解決問題。諮商前可主動告知心理師有亞斯特質的事，雖不是每個心理師都擅長面對亞斯特質，但能傾聽與討論，也能減輕父母單打獨鬥的負擔。諮商也能藉由討論，讓認知轉向（像把骰子轉面），練習不同角度，或幫忙解釋發生什麼事，教導社會人際技巧。
- 能否接受自己有亞斯特質？

若能接受，情盲特點能解釋在亞斯身上的大部分事，以及在人際社交發生誤解的事。請特別跟亞斯人說「這不是他的錯」，因為世界上有兩套理解系統，這是關注焦點不同所產生的誤差。建議先讓他擁有自信、得到成就，再談亞斯特質。

- 據研究統計，亞斯人約佔人口的一成，目前則出現愈來愈多隱性未被發現的亞斯，網路及社交平台上有很多亞斯相關社團可以加入，亞斯並不孤單。
- 人際社交確實會勾心鬥角、充滿心機、爾虞我詐，但也有良善的一面，亞斯人只要找到自己的定位就好，不用跟從社會。多發揮亞斯的長處，專長某個領域，自然會有志同道合的人靠近，屆時再從中「被動式交友」。
- 亞斯特質為先天遺傳，孩子有亞斯，父母絕大比例也會有，只是以前社會結構強，各司其職不易顯露。
- 家庭間若溝通不良，可能是規則不夠明確、朝令夕改的不穩定所致，可請心理師居中協助家庭建立規範。照顧亞斯很辛苦，因為兩套系統大不同，照顧者要懂兩套系統的特性，同時又要會切換，請留些時間照顧自己，也可加入網路社團，尋求其他家長的打氣。

國家圖書館出版品預行編目(CIP)資料

當亞斯人來到地球 ： 與兒童、青少年、成人亞斯溝通的心理書/林仁廷作. -- 初版. -- [臺北市] ： 四塊玉文創有限公司, 2021.03
面； 公分
ISBN 978-986-5510-55-8(平裝)

1.自閉症 2.特殊教育

415.988 110000566

當亞斯人來到地球

與兒童、青少年、成人亞斯溝通的心理書

作　　者　林仁廷
編　　輯　錢嘉琪
校　　對　錢嘉琪、蔡玟俞
　　　　　林仁廷
美術設計　吳慧雯

發 行 人　程顯灝
總 編 輯　呂增娣
資深編輯　吳雅芳
編　　輯　藍匀廷、黃子瑜
　　　　　蔡玟俞
美術主編　劉錦堂
美術編輯　陳玟諭、林榆婷
行銷總監　呂增慧
資深行銷　吳孟蓉
行銷企劃　鄧愉霖

發 行 部　侯莉莉
財 務 部　許麗娟、陳美齡
印　　務　許丁財
出 版 者　四塊玉文創有限公司

總 代 理　三友圖書有限公司
地　　址　106台北市大安區安和路2段213號9樓
電　　話　(02) 2377-4155
傳　　真　(02) 2377-4355
E - mail　service@sanyau.com.tw
郵政劃撥　05844889 三友圖書有限公司

總 經 銷　大和書報圖書股份有限公司
地　　址　新北市新莊區五工五路2號
電　　話　(02) 8990-2588
傳　　真　(02) 2299-7900

製版印刷　卡樂彩色製版印刷有限公司

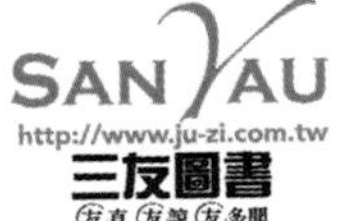

初　　版　2021年3月
一版三刷　2023年3月
定　　價　新台幣390元
I S B N　978-986-5510-55-8（平裝）

好好愛自己

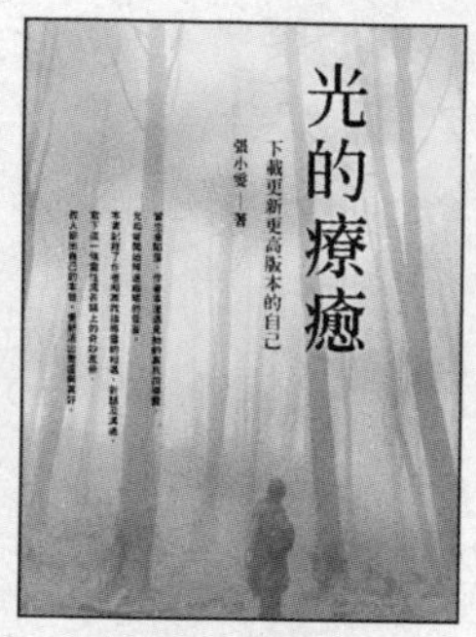

光的療癒：下載更新更高版本的自己

作者：張小雯

定價：450 元

當生命陷落，人生來到低盪的谷底，作者幸運遇見了她的高我指導靈。如何提升身心振動頻率，進而提高自我價值的療癒故事寫在書裡，為的是想讓人知道，提升自己是每一個人都能做到的事。

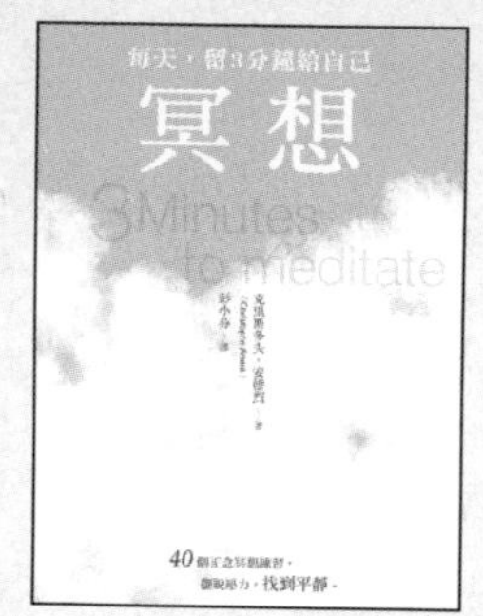

冥想：每天，留 3 分鐘給自己

作者：克里斯多夫 ‧ 安德烈

譯者：彭小芬

定價：340 元

心靈大師教你每天 3 分鐘，在你等車、用餐、睡前……生活中的任何片段，運用 40 個冥想練習，體驗自己內在的轉變，你會發現，生活將變得更自在開闊了！

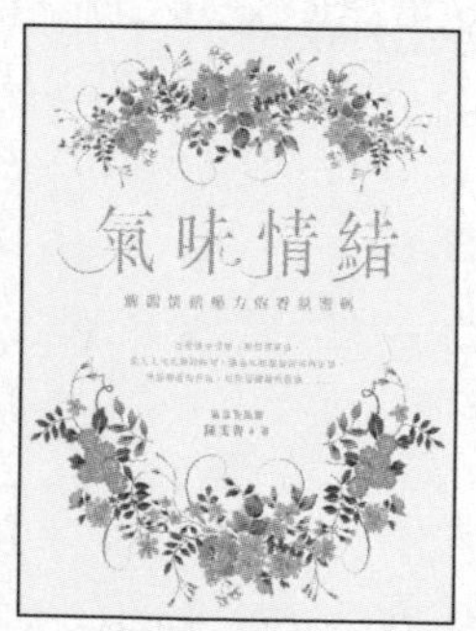

氣味情緒：解開情緒壓力的香氛密碼

作者：陳美菁

定價：320 元

在愛情中受挫、親情裡窒息，陷入人生低潮的時刻，讓氣味喚醒最深層的記憶，用最療癒的香氣，給你最關鍵的救贖。

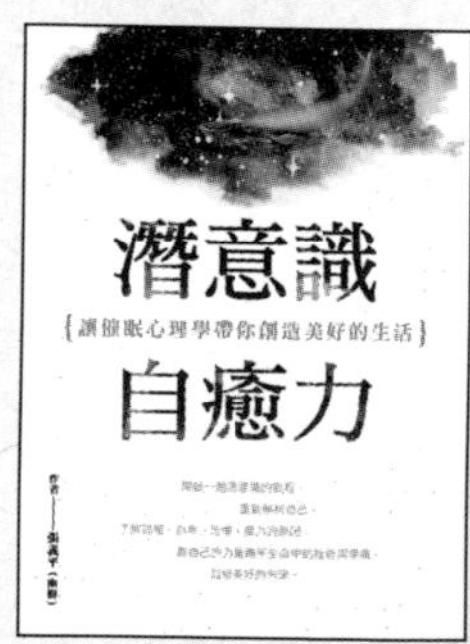

潛意識自癒力：讓催眠心理學帶你創造美好的生活

作者：張義平（幽樹）

定價：350 元

開啟一趟潛意識的旅程，重新解析自己，了解孤獨、自卑、恐懼、壓力的原因，靠自己的力量撫平生命中的挫折與傷痛，迎接美好的未來。

地址：　　　縣/市　　　鄉/鎮/市/區　　　路/街

段　　巷　　弄　　號　　樓

廣　告　回　函
台北郵局登記證
台北廣字第2780 號

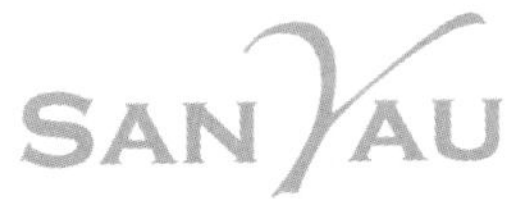

三友圖書有限公司 收

SANYAU PUBLISHING CO., LTD.

106　台北市安和路2段213號4樓

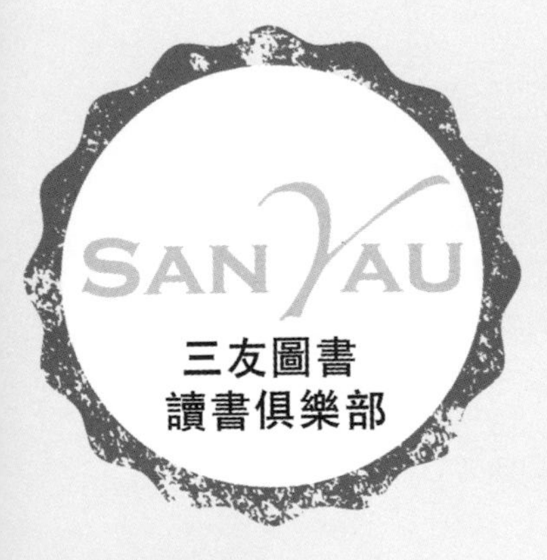

「填妥本回函，寄回本社」，
即可免費獲得好好刊。

\ 紛絲招募歡迎加入 /

臉書／痞客邦搜尋
「四塊玉文創／橘子文化／食為天文創
三友圖書——微胖男女編輯社」
加入將優先得到出版社提供的相關
優惠、新書活動等好康訊息。

四塊玉文創×橘子文化×食為天文創×旗林文化
http://www.ju-zi.com.tw
https://www.facebook.com/comehomelife

【黏貼處】對折後寄回，謝謝。

親愛的讀者：

感謝您購買《當亞斯人來到地球：與兒童、青少年、成人亞斯溝通的心理書》一書，為感謝您對本書的支持與愛護，只要填妥本回函，並寄回本社，即可成為三友圖書會員，將定期提供新書資訊及各種優惠給您。

姓名 ＿＿＿＿＿＿＿＿ 出生年月日 ＿＿＿＿＿＿＿＿

電話 ＿＿＿＿＿＿＿＿ E-mail ＿＿＿＿＿＿＿＿

通訊地址 ＿＿＿＿＿＿＿＿

臉書帳號 ＿＿＿＿＿＿＿＿

部落格名稱 ＿＿＿＿＿＿＿＿

1 年齡

□ 18 歲以下　□ 19 歲～ 25 歲　□ 26 歲～ 35 歲　□ 36 歲～ 45 歲　□ 46 歲～ 55 歲
□ 56 歲～ 65 歲　□ 66 歲～ 75 歲　□ 76 歲～ 85 歲　□ 86 歲以上

2 職業

□軍公教　□工　□商　□自由業　□服務業　□農林漁牧業　□家管　□學生
□其他 ＿＿＿＿＿＿＿＿

3 您從何處購得本書？

□博客來　□金石堂網書　□讀冊　□誠品網書　□其他 ＿＿＿＿＿＿＿＿
□實體書店 ＿＿＿＿＿＿＿＿

4 您從何處得知本書？

□博客來　□金石堂網書　□讀冊　□誠品網書　□其他 ＿＿＿＿＿＿＿＿
□實體書店 ＿＿＿＿＿＿＿＿　□ FB（四塊玉文創／橘子文化／食為天文創 三友圖書——微胖男女編輯社）
□好好刊（雙月刊）　□朋友推薦　□廣播媒體

5 您購買本書的因素有哪些？（可複選）

□作者　□內容　□圖片　□版面編排　□其他 ＿＿＿＿＿＿＿＿

6 您覺得本書的封面設計如何？

□非常滿意　□滿意　□普通　□很差　□其他 ＿＿＿＿＿＿＿＿

7 非常感謝您購買此書，您還對哪些主題有興趣？（可複選）

□中西食譜　□點心烘焙　□飲品類　□旅遊　□養生保健　□瘦身美妝　□手作　□寵物
□商業理財　□心靈療癒　□小說　□其他 ＿＿＿＿＿＿＿＿

8 您每個月的購書預算為多少金額？

□ 1,000 元以下　□ 1,001 ～ 2,000 元　□ 2,001 ～ 3,000 元　□ 3,001 ～ 4,000 元
□ 4,001 ～ 5,000 元　□ 5,001 元以上

9 若出版的書籍搭配贈品活動，您比較喜歡哪一類型的贈品？（可選 2 種）

□食品調味類　□鍋具類　□家電用品類　□書籍類　□生活用品類　□ DIY 手作類
□交通票券類　□展演活動票券類　□其他 ＿＿＿＿＿＿＿＿

10 您認為本書尚需改進之處？以及對我們的意見？

＿＿＿＿＿＿＿＿

感謝您的填寫，

您寶貴的建議是我們進步的動力！

【黏貼處】對折後寄回，謝謝。

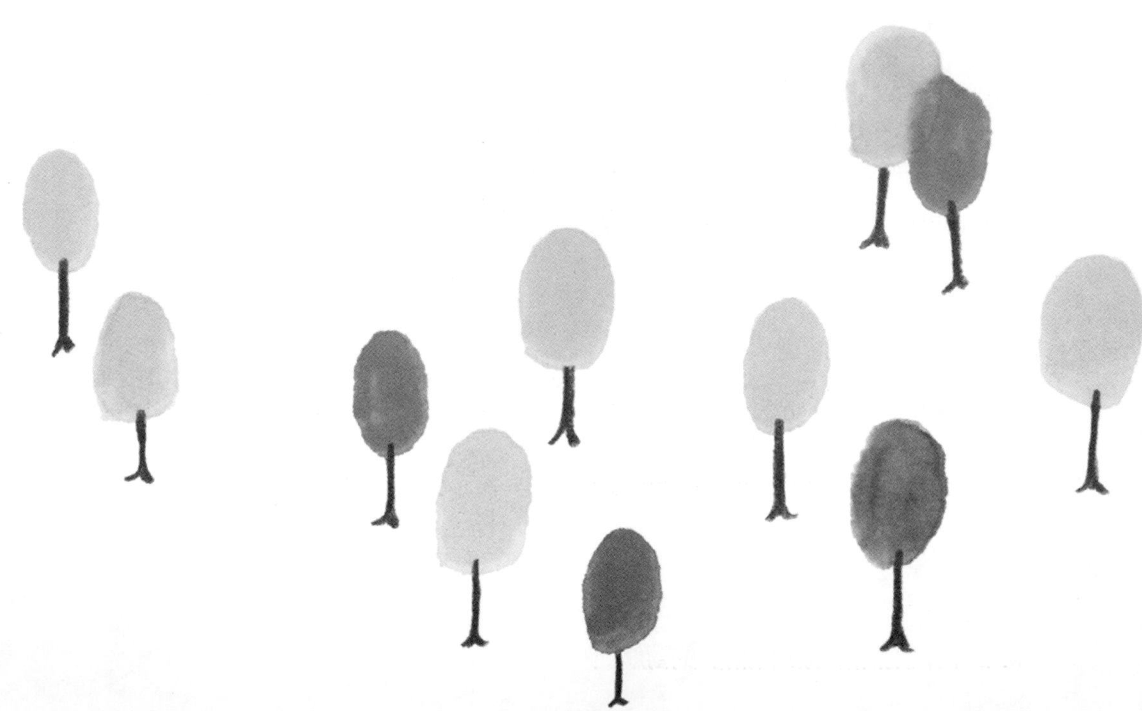

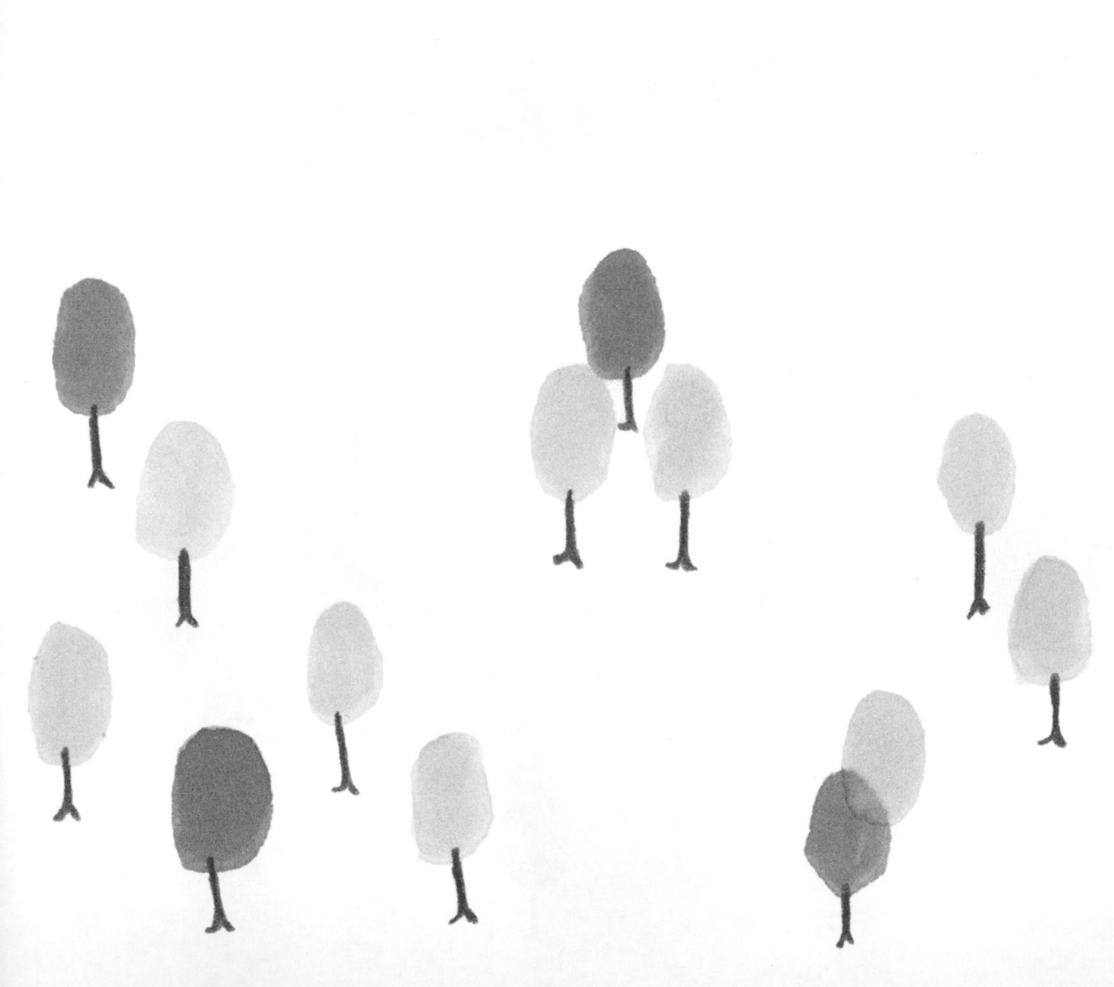